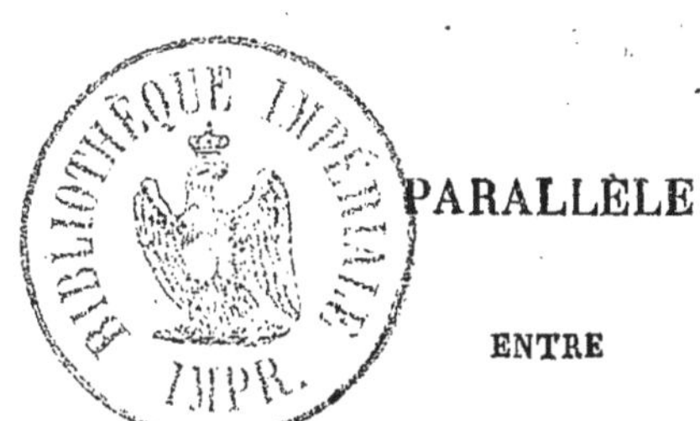

PARALLÈLE

ENTRE

LES DIFFÉRENTES ESPÈCES D'OSTÉOMALACIE

PARALLÈLE

ENTRE LES DIFFÉRENTES ESPÈCES

D'OSTÉOMALACIE

OU DE

RAMOLLISSEMENT DU TISSU OSSEUX.

(Mémoire lu à la Société de médecine de Paris, séances des 6 et 20 mai 1864).

PAR LE DOCTEUR F.-A. KUHN,

Chirurgien de la Maison Centrale de Gaillon,
Membre de la Société de Médecine de Paris,
de la Société médicale allemande de Paris,
de l'Association normande, etc., etc.

. . . . . . la causalité essentielle est
la seule vraie base de distinction, pour la
classification et le traitement. . . .

JULES GUÉRIN.

PARIS
IMPRIMERIE MOQUET,
11, rue des Fossés-Saint-Jacques, 11.
1865

PARALLÈLE

ENTRE

LES DIFFÉRENTES ESPÈCES D'OSTÉOMALACIE

OU DE RAMOLLISSEMENT DU TISSU OSSEUX (1).

Les recherches de nos contemporains ont élucidé la plupart des questions relatives aux maladies du système osseux ; mais comme elles ont été conçues à des points de vue spéciaux, souvent opposés, elles manquent nécessairement d'ensemble, et laissent subsister une grande confusion, sinon dans la science, du moins dans l'esprit de la majorité des praticiens.

En effet, pour ce qui concerne les différentes ostéomalacies, ces affections se traduisent toutes, en définitive, par des déformations, des courbures (2), offrant beaucoup de ressem-

(1) Ce travail est rédigé depuis plusieurs années; les faits sur lesquels il se base ont, presque tous, plus de vingt ans de date, et ont été recueillis, comme de juste, avec les moyens d'observations dont la science disposait à cette époque. Il n'y a donc pas lieu d'être surpris de certaines réminiscences d'un autre temps. On n'y trouvera nul étalage histologique ; mais comme les cas de ramollissement osseux se rencontrent assez fréquemment, il sera loisible à chacun de compléter nos données par de nouvelles observations. Le fait capital, la *spécificité* de chaque espèce, quant à la *forme* aussi bien que quant au *fond*, n'en subsistera pas moins et ne subira aucune atteinte de ce supplément d'informations.

(2) Il n'est et ne peut être question, dans ce travail, que des courbures ou difformités dans la *continuité* des os, déterminées par *maladie du tissu osseux*, et nullement des difformités articulaires ou au-

blance entre elles; il n'est donc pas étonnant qu'on les prenne souvent les unes pour les autres. Aussi n'est-il rien de plus commun que de voir confondre les affections les plus disparates, comme, par exemple, le rachitisme et la scrofule; de voir traiter de rachitiques ou *vice versa* des sujets atteints de déviation tuberculeuse ou même musculaire de la colonne vertébrale, etc.

Or, il y a beaucoup d'inconvénients à désigner sous le même nom des maladies dont les causes, la marche, les caractères anatomiques, etc., diffèrent du tout au tout ; la confusion dans les termes implique la confusion dans l'idée qu'on se forme de l'affection, et c'est l'idée qui, en définitive, inspire la thérapeutique, cette *ultima ratio* de notre art.

L'objet de ce mémoire est de faire ressortir et de mieux fixer qu'on ne l'avait fait jusqu'ici, les caractères propres, essentiels des différentes espèces de ramollissement du squelette. Pour atteindre ce but, nous croyons devoir exposer, dans l'ordre de leur succession étiologique, les différents phénomènes qui caractérisent, aux points de vue anatomique, physiologique, pathologique et thérapeutique chaque espèce de ramollissement, dans chacune de ses phases et à ses différents degrés. Dans un tableau final, nous comptons rapprocher et montrer en regard les analogies et les dissemblances de ces différentes espèces.

Les causes les plus ordinaires du ramollissement des os sont :

1° Le rachitisme; 2° l'ostéomalacie proprement dite; 3° le scorbut; 4° la syphilis; 5° la goutte; 6° la scrofule et le tubercule; 7° le cancer.

Nous aurons donc à examiner successivement.

1° L'*ostéomalacie infantile* ou *rachitique*.

2° L'*ostéomalacie proprement dite* ou *rachitisme de l'adulte*.

---

tres, produites, soit par rétraction musculaire ou par retrait de toute autre portion des tissus mous, ni enfin de celles qui résultent de lésions traumatiques.

3° L'*ostéomalacie scorbutique.*

4° L'*ostéomalacie syphilitique* ou *mercurielle.*

5° L'*ostéomalacie arthritique* ou *goutteuse.*

6° L'*ostéomalacie scrofuleuse* et *tuberculeuse.*

7° Enfin l'*ostéomalacie cancéreuse.*

Chacune de ces *causes* morbides affecte le tissu osseux d'une façon qui lui est propre : l'une envahit spécialement la trame organique; l'autre s'attaque à l'élément calcaire ; celle-ci s'en prend aux deux éléments à la fois ; celle-là surtout aux extrémités articulaires, etc.

Sans compter que la manière dont chacune de ces causes procède dans tel ou tel élément de l'os, est encore essentiellement variable. Ici ce sera un simple défaut d'équilibre entre les fonctions assimilatrice et désassimilatrice du tissu osseux, d'où la diminution graduelle de l'un des éléments par rapport à l'autre. La cause de cette désharmonie cessant, l'os se reforme dans des conditions presque normales; (ceci a lieu dans le rachitisme, dans l'ostéomalacie essentielle et probablement aussi dans le ramollissement scorbutique). Ailleurs c'est une transformation lente et graduelle des deux éléments en matière grasse (comme dans la goutte); ou bien, enfin, une disparition graduelle des deux éléments, devant des corps étrangers, organisés, n'ayant aucune analogie avec les tissus normaux de l'organisme (ostéomalacies tuberculeuse et cancéreuse.)

De cette première notion du mode d'action de la cause résulte immédiatement un fait capital pour le diagnostic, à savoir : que *chaque cause essentielle donne lieu nécessairement à un mode de déformation qui lui est propre, et qui permet de la reconnaître, souvent à première vue, à la simple inspection des formes extérieures de la difformité.* Cette vérité, qui, d'ailleurs, n'a plus besoin aujourd'hui de démonstration expérimentale, ressortira, nous l'espérons, incontestable, des faits produits dans le cours de ce travail (1).

(1) Ce fait a été reconnu et signalé, dès 1836, par M. le Dr Jules

§ I. Ostéomalacie infantile, ou ramollissement dit rachitique.

L'affection assez improprement désignée sous le nom de *rachitisme* est une maladie générale, affectant à la fois tous les organes et tous les tissus, mais dont l'influence se fait surtout sentir dans le squelette, où elle se manifeste, par un ramollissement (sorte de résorption interstitielle de la substance calcaire) du tissu osseux, lequel, ainsi privé de sa partie résistante (1), subit des inflexions, des déformations de toute sorte, les cartilages diarthrodiaux, et les articulations restant intacts.

Guérin, lorsqu'il dit : « Les causes essentielles des difformités possèdent une telle spécificité d'action à l'égard des déformations auxquelles elles donnent naissance, que chacune de ces causes se traduit à l'extérieur par des caractères qui lui sont propres, et à l'aide desquels on peut, en général, par la difformité diagnostiquer la cause et, par la cause, déterminer la difformité ; d'où il suit que la causalité essentielle est la seule vraie base de distinction pour la classification et le traitement des difformités » (Rapport sur le concours du grand prix de chirurgie à l'Académ. des Sciences. Paris, 1837.)

(1) A l'état normal la proportion de l'élément calcaire des os est à l'élément organique, comme 1 est à 1 chez l'enfant ; comme 3 1/2 à 1 chez l'adulte et comme 7 à 1 chez le vieillard ; tandis que, chez un enfant rachitique le Dr Bostok a trouvé : matière organique 79,75; matière calcaire 20,55, d'autres chimistes ont trouvé des proportions différentes, et cela devait être ; il suffit de tenir compte des différences de *période* et de *degré* de la maladie. Nous avons souvent rencontré, dans nos nombreuses autopsies de sujets rachitiques, des os dans lesquels *on voyait à peine quelques vestiges de matière calcaire*. Chez tous les rachitiques il y a diminution plus ou moins notable du principe calcaire pendant les 2e et 3e périodes de l'affection; dans la 4e on voit revenir petit à petit les proportions de l'état normal ; il arrive même assez souvent que le principe calcaire s'y montre en excès

Étiologie.

Les *causes éloignées* de l'ostéomalacie infantile (rachitisme) se rattachent presque toujours à une alimentation vicieuse, et surtout à une alimentation *prématurée*, c'est-à-dire composée d'aliments propres à un âge plus avancé (1). Elle se manifeste à peu près exclusivement dans le cours de la première ou de la seconde année. L'hérédité ne paraît point exercer une influence marquée; mais certaines affections diathésiques des parents, et notamment la syphilis, ou un mauvais régime de la mère pendant la grossesse, peuvent disposer l'enfant à contracter le rachitisme sous l'influence des causes les plus légères.

Les *causes prochaines* de cette maladie sont : une nutrition viciée par suite d'accidents gastro-intestinaux, consécutifs à l'alimentation prématurée; un excès d'acides dans les sucs gastriques et autres liquides, (les urines, les sueurs, des enfants rachitiques et l'examen direct du contenu de l'estomac en font foi); ramollissement de la muqueuse gastro-intestinale, dérangement des fonctions cutanées, injection et tuméfaction de la trame organique des os et dissolution de leur partie calcaire.

Marche et symptômes.

Cette maladie est essentiellement propre à l'enfance; son invasion correspond à peu près constamment à l'éruption des premières dents. Nous ne l'avons jamais vue se développer avant l'âge de 6 à 7 mois, ni après 2 ans. Tout ce que nous avons pu observer de cas de soi-disant rachitisme, survenu avant ce terme, appartenait à d'autres affections, dont la nature n'était pas toujours bien déterminée, peut-être, mais

(1) M. Guérin a établi ce fait sur plus de mille observations de rachitisme chez l'homme, et l'a prouvé expérimentalement sur des animaux, dont les squelettes se trouvent encore au musée de Clamart.

dont les caractères anatomiques et pathologiques différaient de ceux du rachitisme.

Dans son excellent travail sur cette maladie, M. Guérin y distingue trois périodes : une première, d'*épanchement*, une seconde de *déformation*, et une troisième d'*organisation* et de *consolidation*; mais ces trois périodes sont précédées d'une autre, purement *gastro-intestinale*.

Voici, en effet, la succession et le mécanisme de production de toutes les phases de la maladie :

Première période. Affection gastro-intestinale, succédant à l'alimentation prématurée ou autrement vicieuse; gonflement du ventre, avec alternatives de diarrhée et de constipation; fièvre le soir; sueurs nocturnes, principalement à la tête; acidité remarquable des sueurs, des urines et surtout des sucs contenus dans l'estomac. Quelques personnes, (M. Guérin entre autres) pensent que cette acidité des humeurs n'est pas sans rapports avec la dissolution des sels calcaires des os (1).

Seconde période, (première de M. Guérin). Bientôt l'on constate une vive sensibilité dans tout le squelette : le moindre attouchement fait souvent jeter des cris à l'enfant. Les articulations chondro-costales, les chevilles et les poignets se gonflent et deviennent douloureux. Souvent la douleur empêche les mouvements des membres, au point que beaucoup de cas de ce genre ont été considérés et *traités* comme des paralysies.

Dans cette seconde période le périoste et toute la trame organique des os se gonflent et s'injectent au point de simuler un épanchement interlamellaire ou extravasation de sang dans l'épaisseur du tissu osseux, entre les différentes couches concentriques des diaphyses, ou dans les aréoles du tissu spongieux. En même temps la portion calcaire s'ab-

(1) Cet ensemble de symptômes est souvent confondu avec l'engorgement scrofuleux des ganglions du mésentère, connu sous le nom de *carreau*) *tabes mesenterica.*)

sorbe par degrés. De cette façon le tissu compact se désagrège et se réduit plus ou moins en lamelles, séparées par des intervalles remplis de vascularités. Dans les os plats, dans les os courts et dans les épiphyses des os longs, même injection, même développement de la trame organique et même résorption de l'élément calcaire.

Ce gonflement, cette injection de la trame organique n'est pas de nature franchement inflammatoire, tout en présentant quelques-uns des symptômes de l'inflammation. L'on n'a jamais observé ni suppuration (carie) ni gangrène (nécrose) dans les périodes aiguës du rachitisme, quelqu'en fût le degré. Les caries ou nécroses observées chez les sujets rachitiques, sont indépendantes du rachitisme, sont produites par d'autres causes (scrofules, syphilis) et ne se voient en général que dans la quatrième période, c'est-à-dire à une époque où les os sont consolidés et longtemps après la cessation de l'état aigu du rachitisme.

On conçoit sans peine qu'avec cette disparition plus ou moins complète de leur portion résistante, les os se déforment; que les os longs se courbent sous le moindre effort; qu'ils présentent souvent des *pliures anguleuses* ou *fractures incomplètes* (c'est-à-dire sans séparation complète des deux bouts), que les os courts s'affaissent et s'écrasent; que le bassin se déforme, se rétrécisse, et que le crâne, qui ne résiste plus suffisamment à l'action expansive de l'encéphale, prenne un développement considérable, souvent irrégulier. Cette dernière circonstance dépend de ce que le ramollissement n'atteint pas au même degré les différents points de cette boîte osseuse.

Dans la *troisième période* (seconde de M. Guérin), les vascularités de la trame organique des os se transforment en un tissu fibro-celluleux, à mailles d'autant plus fines et à cellules d'autant plus étroites, que cette période est moins avancée. Bientôt ce tissu fibro-celluleux s'incruste de particules osseuses; dans l'origine il ressemble, pour la forme et la consistance, à une très fine éponge, imprégnée de sang;

il se laisse facilement déprimer sous le doigt et couper avec le scalpel. Ce tissu éponge fine, appelé *spongoïde*, se présente surtout entre le périoste et l'ancien os, dans les points de jonction des épiphyses avec les diaphyses, plus rarement dans le canal médullaire ; il est très abondant au niveau de la concavité des courbures, et surtout des fractures et pliures rachitiques des os longs ; c'est à l'abondance de ce dépôt dans la concavité des courbures, que les os rachitiques doivent la forme en lame de sabre qu'ils prennent par la suite.

Le *tissu spongoïde* est, comme on voit, destiné à réparer les pertes de l'os primitif ; ses phases d'évolutions affectent une marche assez régulière. Plus on avance dans cette période de la maladie, et plus le tissu spongoïde prend de consistance ; ses mailles s'épaississent, les cellules deviennent plus rares et plus larges d'abord, puis se rétrécissent par suite du développement graduel des mailles, qui finissent par se rapprocher tout-à-fait et former un tissu compact.

Alors commence la *quatrième et dernière période* de l'ostéomalacie infantile (troisième, ou période de consolidation de M. Guérin). L'os devient de plus en plus résistant et finit par acquérir une densité supérieure à celle de l'os normal : c'est ce qui a valu le nom d'*éburnation* à cette période de l'affection, les os ayant acquis à peu près la dureté et l'homogénéité de texture de l'ivoire.

Ces quatre périodes ne sont pas aussi nettement tranchées sur la nature que dans nos descriptions : les symptômes de la première période existent souvent encore dans toute leur intensité, alors que les caractères anatomiques de la deuxième sont déjà manifestes. On peut aussi constater, chez le même snjet, l'existence des lésions de la deuxième période dans un point, et celles de la troisième dans un autre. Il en est de même des troisième et quatrième périodes.

Quant à *l'intensité* ou *degré* de l'affection, rien n'est plus variable. Le rachitisme, dans les grandes villes, et surtout dans les centres manufacturiers, est une des maladies les plus communes de l'enfance: sur trois enfants élevés dans Paris, Londres ou Birmingham, on en peut compter au moins un qui présente des traces de cette maladie à l'époque de la première dentition : mais comme elle atteint assez rarement un degré considérable, elle passe inapercue : le plus souvent elle se borne aux symptômes gastro-intestinaux, qui aboutissent à un léger gonflement des malléoles, des poignets et des articulations chondro-costales, et si les enfants guérissent, ces légères traces ont bientôt disparu ; mais beaucoup de ces enfants meurent (de maladies intercurrentes) dans le cours de la première ou de la seconde période du rachitisme, avant que les déformations du squelette aient eu le temps de se produire.

Les quatre périodes de l'ostéomalacie infantile n'ont point de durée bien limitée; cependant l'on peut dire, en thèse générale, que la première période dure de un à trois mois; que la durée de la seconde période est d'à peu près autant; que celle de la troisième est de un à deux ans, et que la quatrième, qui est la guérison (au point de vue médical, sinon orthopédique) subsiste pendant le reste de la vie.

Il est des cas de rachitisme extrême, dans lesquels la consolidation parfaite des os n'a pas lieu; ceux-ci conservent, la vie durant, une plus ou moins grande friabilité. M. Guérin a donné le nom de *consomption rachitique* à cette altération particulière des os.

Chez un assez grand nombre de sujets, rachitiques à un haut degré, la consolidation se fait et subsiste pendant de longues années ; mais vers soixante à soixante-dix ans, les os redeviennent friables. C'est une autre forme de la *consomption rachitique,* appelée *consomption sénile* ou *friabilité sénile* du squelette.

Déformations rachitiques. La déformation du squelette commence vers la fin de la seconde période, et se continue pendant la troisième : elle consiste en *gonflements, écrasements, pliures* et *fractures rachitiques.*

Le *gonflement* procède exclusivement de la maladie des

os ; il s'observe principalement dans les parties spongieuses du squelette, mais s'étend aussi aux os plats et souvent même aux diaphyses des os longs. Il est surtout prononcé dans les épiphyses des os longs (chevilles, genoux, poignets. Il s'étend aux os du bassin, qui semblent gagner en épaisseur ce qu'ils perdent en longueur et en largeur (1). Au crâne le gonflement est quelquefois très-considérable, irrégulier, et contribue pour une bonne part à la grosseur et à l'irrégularité de la tête du rachitique. Les os de la face présentent des gonflements et d'autres déformations, qui impriment aux traits des rachitiques un cachet si particulier. La colonne vertébrale, et notamment les corps des vertèbres présentent quelquefois un gonflement qui en double presque le volume ; ils sont comme *insufflés*. Enfin les extrémités antérieures des côtes, aux points de leur jonction avec les cartilages sternaux, s'épaississent constamment dans les cas de rachitisme tant soit peu prononcé, et forment, sur le devant du thorax, une double série de nœuds qu'on appelle communément le *chapelet rachitique*. Ces nœuds font bien plus de saillie à l'intérieur de la poitrine qu'à l'extérieur, et rétrécissent d'autant les diamètres de cette cavité.

L'écrasement est le produit de causes mécaniques, sous l'influence desquelles les portions les moins résistantes des os se trouvent déprimées, déformées de différentes façons, *écrasées*, en un mot. L'action musculaire et le poids du corps en sont les agents ou causes efficientes. Il s'observe principalement aux points de jonction des épiphyses avec les diaphyses, et est ainsi la cause la plus fréquente des courbures rachitiques des membres. Le bassin, à la jonction de l'ilium.

(1) Dans le cas de rachitisme extrême, le gonflement de l'acétobulum et de la tête fémorale est tel, que le contenant ne peut plus remfermer le contenu, et qu'un déplacement devient inévitable. Il en résulte une forme particulière de subluxation spontanée (subluxat. rachitiq. de M. Guérin) sans maladie ni rupture des ligaments, sans inflammation de la synoviale.

de l'ischion et du pubis, c'est-à-dire, au niveau de la cavité cotyloïde, offre presque constamment une dépressien sensible, qui rétrécit plus ou moins les diamètres des détroits supérieur et inférieur. Enfin les courbures rachitiques de la colonne vertébrale sont le résultat exclusif de la dépression des vertèbres, et notamment des corps vertébraux, sous l'influence du poids des parties supérieures du tronc et de l'action des muscles de l'épine.

La *pliure* est habituellement une simple exagération des courbures normales des os qui, pendant la période de ramollissement, cèdent au lieu de résister aux efforts des contractions musculaires ou des influences extérieures. On l'observe dans les os longs, dans les côtes, les clavicules, la mâchoire inférieure, les omoplates, et surtout dans le bassin. Elle est ou *arrondie* ou *anguleuse*. La pliure arrondie existe seule dans les cas de malacie peu intense, (à moins qu'une violence extérieure n'ait donné lieu à une pliure anguleuse; ou *fracture rachitique*). Dans ces cas légers elle existe dans les os longs des membres et dans la moitié antérieure des côtes : les autres os n'en offrent point de trace. Si le rachitisme est très-intense, il n'y a, pour ainsi dire, aucune partie de squelette qui ne soit plus ou moins repliée, déformée. Toutes les apophyses des vertèbres, les côtes, et même les os de la face et les phalanges des doigts, mais surtout les os du bassin et de l'épaule offrent de ces pliures. Quant aux os longs, ils présentent alors généralement la *pliure anguleuse* ou *fracture rachitique*. Cette fracture est *incomplète* en ce que les deux bouts tiennent encore ensemble. On l'a comparée avec raison à la brisure d'une branche de bois vert ou d'un brin de paille, qui s'infléchit et se brise en partie, c'est-à-dire sans disjonction totale des deux fragments. La pliure anguleuse s'observe principalement aux os longs des membres, anx clavicules, et, dans les cas de rachitisme extrême, aux côtes, au sternum, aux omoplates, quelquefois même aux os nasaux, à la mâchoire inférieure, etc.

Les causes efficientes de ces fractures sont toutes mécaniques : ce sont surtout l'action musculaire ou les violences extérieures qui les déterminent. Elles ne sont presque jamais complètes; la raison en est dans l'altération particulière du tissu compact, réduit à un état *poreux* ou *lamelleux*, ce qui, diminuant de beaucoup sa résistance, lui permet de se fléchir à un certain point sans se rompre; ou bien, quand la rupture a lieu, elle n'est pas complète ou ne l'est que très-exceptionnellement (1). Les fractures par action musculaire correspondent habituellement aux points d'insertion des muscles les plus forts, celle de l'humérus à l'insertion du deltoïde; celle du fémur à l'insertion du grand fessier : d'autres fois elles correspondent au sommet de la courbure normale des os, comme celles de la clavicule et des os de la jambe. Les fractures rachitiques par violence extérieure occupent le plus souvent le sommet des courbures normales ou le niveau de l'insertion des épiphyses.

En général, toutes les courbures rachitiques des membres qui ne s'effacent point par les progrès de la croisssance, doivent leur origine au genre de fractures que nous venons de signaler. Ces fractures se consolident lentement, par le dépôt de tissu spongoïde entre leurs fragments; principalement du côté concave de l'inflexion. Il se passe quelquefois des années avant que ce tissu soit entièrement consolidé, circonstance favorable, en ce sens qu'elle permet de redresser ces courbures, (*cals rachitiques vicieux*), assez longtemps

(1) Voici les conditions dans lesquelles se produit la séparation complète des deux bouts : Prenons l'humérus pour exemple : Le ramollissement étant porté à un certain degré, l'os se fléchit sous l'influence de l'action du deltoïde. A chaque contraction de ce muscle l'os se courbe d'une certaine quantité, surtout quand l'enfant a ses bras sous la couverture. La contraction cessant, l'os reprend sa rectitude normale : de nouvelles contractions l'infléchissent encore, et ce mouvement de va et vient répète exactement pour l'humérus ce qu'on fait pour rompre un bâton de bois vert, en le courbant alternativement en sens inverse. (Cette interprétation appartient à M. Guérin).

après leur origine. Nous avons vu M. Guérin redresser de ces cals vicieux qui dataient de plus d'un an.

Les fractures rachitiques sont quelquefois très-nombreuses. Nous en avons constaté plus de quarante sur un squelette du Musée Guérin. Elles affectent en général une grande symétrie, c'est-à-dire que les os similaires sont fracturés dans les mêmes points. Dans le principe, leur forme est anguleuse, à angle plus ou moins ouvert, ou même aigu. Cet angle s'arrondit à la longue en arc de cercle, et voici comment : le tissu spongoïde (cal rachitique) se dépose à peu près exclusivement dans la concavité de l'angle, et, une fois la consolidation opérée, le sommet de l'angle s'arrondit lui-même, par suite de résorption des parties les plus saillantes, tandis que dans la concavité il se dépose constamment du tissu nouveau.

Le même phénomène se passe dans les pliures arrondies et dans toutes les autres déformations rachitiques (exceptées pourtant les courbures de la colonne vertébrale), en sorte que si les difformités ne sont pas considérables, elles s'effacent par le seul fait de la croissance. Les grandes difformités rachitiques, sans disparaître complétement, diminuent elles-mêmes d'une certaine quantité.

Quoique procédant d'une affection générale, les déformations rachitiques n'atteignent pas au même degré, ni en même temps, les différentes pièces du squelette. Voici l'ordre dans lequel ces déformations se manifestent d'habitude :

1° Gonflement des malléoles, des genoux et des poignets;

2° Formation du chapelet rachitique, déformation du thorax ;

3° Courbures des péronés, des tibias, des fémurs, et déformations du bassin ;

4° Courbures des radius, cubitus, humérus et des clavicules ;

5° Déformations des mains et des pieds et courbures de la colonne vertébrale ;

6e Développement et déformation des os du crâne et de la face ; fractures rachitiques (1).

Dans les points où le ramollissement se montre d'abord, il sévit d'habitude avec le plus d'intensité : ainsi les jambes sont ordinairement plus déformées que les cuisses (2); celles-ci plus que le bassin; les membres inférieurs plus que les supérieurs. Cette loi de progression, bien formulée, par M. Guérin, lui a fourni une donnée importante sur la réduction des diamètres pelviens chez les rachitiques, à savoir, que, par la somme de réduction du fémur et de l'humérus, chez la femme rachitique, on a très approximativement la somme de réduction des trois diamètres (transversal, antéro-postérieur et oblique) du bassin. Voici, du reste, d'après un grand nombre de pièces qu'il a mesurées, la moyenne des réductions subies par les os rachitiques, comparés à ceux du squelette normal :

Péroné réduit de	28 0/0	Humérus réduit de	15 0/0
Tibia	25 0/0	Clavicule.	9 0/0
Fémur. . . .	22 0/0	Sternum	8 0/0
Radius	20 0/0	Colonne vertébrale .	5 0/0
Cubitus. . . .	19 0/0	Les 3 diam. du bassin.	17 0/0

Les courbures et les écrasements ne sont pas les seules causes de ces réductions des os rachitiques : un certain degré de ralentissement de croissance (arrêt de développement), proportionné à l'intensité de l'affection, se remarque chez tous les rachitiques. Or, comme les membres abdominaux sont habituellement plus déformés que les autres parties du corps, c'est aussi sur eux que sévit principalement cet arrêt de développement. C'est ce qui a fait dire à M. Guérin que le rachitisme tendait à perpétuer,

(1) Les fractures *rachitiques*, par violence extérieure, s'observent quelquefois dès la seconde période, alors qu'on discerne à peine quelques vestiges de la maladie.

(2) Excepté dans certains cas de fracture rachitique du fémur ou de l'humérus avec cal anguleux, à angle plus ou moins aigu.

chez l'adulte, les proportions de l'enfance. En effet, les membres abdominaux restent courts, tandis que l'abdomen et surtout la tête offrent un volume proportionnellement très considérable.

L'ostéomalacie infantile exerce, tant comme maladie générale que par les déformations du squelette, une influence marquée sur la plupart des fonctions de l'organisme. Nous ne reviendrons pas ici sur les troubles digestifs, ni sur l'acidité de quelques sécrétions, ces phénomènes étant *causes* et non point *effets* de l'affection. Il est pourtant un fait que nous devons signaler à propos des fonctions digestives, c'est l'appétit vorace de la plupart des enfants rachitiques. Nous avons vu, à Londres, un enfant de deux ans, qui se mourait d'asphyxie (par rétrécissement rachitique du thorax), demander du pain, y mordre à belles dents, et expirer le morceau à la bouche !

Les fonctions plus spécialement atteintes par cette maladie sont : en premier lieu la *respiration*, et, par suite, la *circulation du sang*, et la *nutrition*; 2° la *dentition*; 3° les *fonctions cérébrales*; 4° les *mouvements*; 5° la *parturition*.

L'insuffisance de la respiration est, sans contredit, le plus grave accident du rachitisme porté à un certain degré. Cette insuffisance provient de différentes sources ; c'est d'abord le rétrécissement du thorax, occasionné : 1° par la double saillie longitudinale que font, dans son intérieur, les nœuds du chapelet rachitique ; 2° par la dépression des côtes, qui, au lieu de former des arcs régulièrement convexes en dehors, sont déprimées dans leur moitié ou leurs 2/3 antérieurs, de façon *à présenter une convexité en dedans*; 3° par le refoulement du diaphragme de bas en haut, consécutif au gonflement de l'abdomen ; 4° par une autre réduction du diamètre vertical, dépendant des courbures (lorsqu'il y en a) de la colonne vertébrale ; c'est ensuite l'extrême difficulté, voire l'impossibilité de dilatation de cette cavité si rétrécie déjà : la respiration est exclusivement *diaphragmatique* dans les cas de rachitisme prononcé ; or, le gonflement du ventre laisse peu de jeu au diaphragme ; de plus, les côtes, loin de se *soulever*, se *dépriment*, au contraire, *à chaque inspiration*, sans doute sous l'influence de la pression atmosphérique. Leur état de ramollissement favorise cette dépression ; mais ce qui la favorise avant tout, c'est l'inertie des muscles du thorax (des grands dentelés en particulier), qui présentent habituellement cet état de quasi-paralysie.

Quant aux poumons, leur volume est nécessairement adapté à l'espace ainsi rétréci; mais dans une grande partie de l'organe les vésicules pulmonaires sont totalement oblitérées. Les nœuds du chapelet rachitique ont marqué de profondes empreintes le long de la face antérieure des deux poumons : des moitiés de lobes sont carnifiées. Les caractères plessimétriques et stéthoscopiques peuvent, à cet égard, induire en erreur. Nous avons souvent constaté des matités et des râles sous-crépitants, ou même crépitants, occasionnés par cette simple compression mécanique des poumons, et qui étaient bel et bien considérés comme révélateurs d'inflammations. A l'autopsie l'erreur était facile à reconnaître. Les parties soi-disant hépatisées présentaient une dépression marquée, et il suffisait d'insuffler les poumons pour voir ces portions carnifiées se dilater et prendre une superbe teinte rosée, sans la moindre trace d'engorgement quelconque ni de ramollissement.

L'*Obstacle à la circulation* dépend de l'imperméabilité pulmonaire ; il se traduit par la teinte livide des malades.

La *Nutrition* s'opérant avec un sang à moitié oxygéné, fournit des principes moins richement animalisés : aussi remarque-t-on une tendance assez générale à la transformation graisseuse des muscles et des autres tissus mous, surtout prononcée aux concavités des courbures.

La *Dentition* est presque toujours assez gravement compromise dans le rachitisme intense. Quand l'affection se déclare avant l'éruption des dents, celle-ci se trouve retardée quelquefois jusqu'à l'âge de 18 mois et deux ans, ou bien les dents qui sortent pendant les deuxième et troisième périodes de la maladie, participent à l'altération générale du tissu osseux. Au moment de leur apparition, elles ont la coloration bleuâtre et presque la translucidité et la consistance du cartilage : En effet l'*émail* seul présente un peu de résistance; l'*ivoire*, réduit à son élément organique, offre exactement la consistance et les autres caractères de dents qu'on aurait traitées par l'acide chlorhydrique étendu. Bientôt l'émail s'exfolie ; l'ivoire brunit et tombe par morceaux, et avant l'âge de 4 ans toutes les dents sont perdues. Celles de la seconde dentition viennent comme d'habitude; mais elles sont généralement petites, difformes quelquefois et mal plantées, surtout lorsque les arcades dentaires ont été déformées par le ramollissement rachitique.

Les *Affections cérébrales* dépendantes de l'ostéomalacie infantile paraissent avoir pour cause unique le travail morbide qui se passe dans les os du crâne. Nous avons déjà vu comment le défaut de résistance de cette boîte osseuse permettait au cerveau de prendre un développement considérable; mais, dans le cours de la troisième période, il se fait, dans certains cas, un dépôt abondant de tissu spongoïde à la surface interne des os crâniens. Le travail local qui s'y opère alors ne manque pas de réagir sur la dure-mère, laquelle présente, dans ces cas, l'injection vasculaire, le gonflement et même le ramollissement que l'on remarque sur le périoste des autres os. La face arachnoïdienne de cette membrane est quelquefois rouge, injectée, et il se fait un épanchement plus ou moins abondant dans la cavité de l'arachnoïde, avec tout le cortége de symptômes de la méningite ou hydrocéphale chronique. Un autre caractère, la grosseur de la tête, si fréquente chez les rachitiques, peut augmenter l'illusion; mais la coexistence des autres signes du rachitisme et tous les antécédents du malade, ne permettent point de s'y tromper. D'ailleurs ces accidents si graves ne s'observent que très-exceptionnellement, dans des cas de rachitisme extrême. Le plus souvent les facultés intellectuelles restent intactes chez les rachitiques, ou même elles semblent se développer en raison directe du développement de leur encéphale : « Ce que l'on a dit de l'*esprit des bossus* se rapporte surtout aux bossus rachitiques : le fabuliste Esope en est la personnification la plus illustre. » (J. Guérin).

Les *Mouvements* sont toujours plus ou moins altérés dans le rachitisme. Sans insister sur l'espèce de *paralysie rachitique*, ou mieux, *immobilité instinctive* des muscles (car elle ne dépend point d'une lésion nerveuse, elle n'est motivée que par la crainte instinctive des douleurs qui accompagnent chaque mouvement), nous aurions peut-être à passer en revue les perturbations de mouvements qui subsistent après la consolidation osseuse et qui sont dues aux courbures des os, aux déformations articulaires et aux changements de rapports des muscles avec les leviers qu'ils sont destinés à mouvoir : mais, outre que cette analyse nous mènerait trop loin, elle ne rentre pas directement dans notre sujet. Nous nous bornerons, en conséquence, à signaler le fait général.

Une des plus graves complications des difformités rachitiques, c'est la *déformation du bassin*, et l'influence que cette déformation exerce, chez la femme, sur l'acte de la *parturition*. Les quatre cinquièmes des dystocies par étroitesse du bassin sont dues au rachitisme. Nous avons donné ci-dessus les chiffres approximatifs des réductions du bassin dans leurs rapports avec la réduction des fémurs et des humérus, rapports dont nous avons maintes fois constaté l'exactitude ; nous ne pouvons davantage nous étendre ici sur cette question purement obstétricale. Il nous suffira d'ajouter que, de toutes les causes de déviation de la colonne vertébrale, l'ostéomalacie infantile (ou rachitisme), et l'ostéomalacie proprement dite, sont les seules qui aient une influence marquée sur les diamètres du bassin, et, par conséquent, sur l'accouchement ; or, avec les caractères que nous donnons dans le cours de ce travail, il sera toujours possible, non-seulement de distinguer les déviations rachitiques de la colonne (toujours accompagnées de courbures et d'autres déformations des membres, dans la *continuité* des os), mais encore de supputer approximativement le degré de rétrécissement des diamètres pelviens.

Ce rétrécissement du bassin accompagne d'ailleurs tous les cas de rachitisme, que la colonne vertébrale participe, ou non, aux difformités.

Pronostic.

L'ostéomalacie infantile est une maladie peu sérieuse dans les degrés moyen et léger ; mais pour peu qu'elle atteigne un degré considérable, elle devient grave à cause de certaines complications. Dans les deux premières périodes, le ramollissement de la muqueuse de l'estomac et des intestins donne souvent lieu à des accidents mortels. Nous avons vu parfois le ramollissement s'étendre de la muqueuse aux autres tuniques de l'estomac et déterminer des perforations. Dans la troisième période les déformations du thorax amènent souvent la mort par asphyxie ; nous avons aussi observé des cas de mort par épanchement méningé, consécutif au travail d'ossification rachitique de la table interne des os crâniens. Nous avons enfin à citer les accidents déterminés par le rétrécissement du bassin chez la femme rachitique, au moment de ses couches. Hormis cette circonstance, les rachitiques, une fois la consolidation opérée, vivent généralement aussi longtemps que les autres individus. Il en faut pourtant excepter quelques cas rares de rachitisme extrême, où la gêne habituelle des principaux viscères thoraciques et abdominaux prédispose aux maladies de ces organes, et puis aussi les accidents déterminés par la 2e forme de *consomption rachitique* (1), qui astreint les malades à un repos absolu, les épuise par les souffrances et souvent par la misère, et abrège ainsi leur existence de quelques années.

(1) Celle qui s'observe chez des sujets ayant été rachitiques dans leur enfance et chez lesquels les os, consolidés pendant longues années, redeviennent friables dans un âge avancé.

Traitement.

Exclusivement hygiénique dans le cours des première et deuxième périodes, le traitement de cette maladie doit être, suivant l'heureuse expression de M. Guérin, une *étiologie retournée*. Or comme c'est une alimentation prématurée qui a fait naître les accidents, il faut, par opposition, soumettre les petits malades au régime des premiers temps de la vie. Ainsi l'on donnera, pour toute nourriture, le sein ou du lait coupé aux enfants de 8 à 15 mois ; à un âge plus avancé (de 15 à 18 mois), l'on peut, outre le lait, accorder des bouillies de différentes sortes, des panades ou autres potages au maigre ; on leur en fera prendre souvent et peu à la fois. Ce régime sera secondé par l'emploi de bains aromatiques ou légèrement salins (500 grammes de sel gris pour un bain d'enfant) ou même, en cas de douleurs vives, avec forte fièvre, des bains simplement émollients. Entretenir une grande propreté ; faire habiter un endroit sec, bien aéré et exposé au midi, à la campagne, si faire se peut.

Dans la troisième période et au commencement de la quatrième, lorsque l'enfant a passé l'âge de 18 mois, la nourriture peut être un peu plus substantielle ; des potages gras pourront être donnés concurremment avec le laitage et les soupes maigres. De plus on pourra permettre des œufs frais, des légumes herbacés, des fruits cuits, voire même un peu de viande blanche. Habitation comme ci-dessus. Couchage sur un sommier de fougère, avec quelques plantes aromatiques. Frictions stimulantes et aromatiques sur toute la surface du corps. Grande propreté.

C'est à partir du commencement de la troisième période que l'on administrera avec avantage l'huile de foie de morue, surtout aux sujets amaigris malgré leur gros ventre, chez lesquels l'assimilation se fait mal, qui, en d'autres termes, mangent énormément, sans profit (ce qui s'observe assez fréquemment dans le rachitisme). Ce médicament offre alors des avantages précieux, c'est que, sans avoir les inconvénients des substances dites altérantes, il n'en modifie pas moins profondément l'organisme, et reconstitue, plus sûrement que nul autre, les fonctions assimilatrices, de telle sorte que, tout en mangeant beaucoup moins, les sujets sont beaucoup mieux nourris. L'huile de foie de morue n'est point, ainsi qu'on l'a hautement proclamé, le *spécifique du rachitisme* (par la très simple raison qu'une maladie aussi variable dans ses manifestations, ses périodes et sa nature même, jusqu'à un certain point, ne saurait avoir un antidote unique). Elle n'exerce aucune action directe sur le tissu osseux ; elle n'agit point par la proportion infinitésimale d'iode qu'on y a rencontrée ; c'est un préjugé de croire, c'est une faute de proclamer qu'en raison d'un atôme d'iode en plus, telle sorte d'huile, impure, dégoûtante, préparé avec des foies pourris, et, partant, indigeste et peu assimilable, soit plus efficace que telle autre sorte, préparée dans de bonnes conditions de fraîcheur et de propreté, et qui se digère à merveille. L'huile de foie de morue agit en sa qualité d'huile de poisson : les éléments dont elle se compose, *et parmi lesquels il faut placer en tête son arôme caractéristique*, forment un ensemble qu'il convient d'administrer *tel quel*, et non point privé de l'un ou de l'autre de ses principes, ni surtout du plus essentiel de tous (1).

Mais si l'on veut retirer quelque avantage de ce médicament, il faut qu'il puisse être digéré, et c'est cette raison qui nous en fait rejeter l'usage dans les deux premières périodes du rachitisme, attendu qu'alors la muqueuse de l'estomac n'est pas en état de le supporter. C'est encore la même raison qui nous fait rejeter toutes les huiles frelatées, quelle qu'en soit la couleur. Les huiles *brunes* sont impures et

---

(1) Que dire, après cela, de ces *confiseurs d'officine*, qui éprouvent à chaque renouveau, le besoin de solidifier, de praliner, voire même de parfumer et surtout de *désinfecter* l'huile de foie de morue? leur place est au *Musée Daumier*, à côté du fameux inventeur de la poudre..... *incombustible !*

lourdes à digérer ; il faut des organes en bien bon état pour qu'elles soient supportées et assimilées. Les huiles *blondes* sont un peu moins mauvaises et moins difficilement assimilables ; enfin l'huile *blanche*, préparée dans les conditions voulues, ni altérée par défaut de soins, ni sophistiquée, est de tous points et incontestablement préférable. La seule difficulté consiste à l'avoir dans les conditions requises, et nous sommes forcé de convenir que cette difficulté est grande. L'huile blanche se prend sans dégoût et produit, même à petite dose, des effets merveilleux quand elle est donnée en temps opportun.

Chez les enfants de 15 à 18 mois, nous commençons par une petite cuillerée à café matin et soir, et nous augmentons progressivement jusqu'à trois cuillerées à dessert dans les 24 heures. Chez les enfants de 2 à 3 ans, les doses sont naturellement plus élevées, et peuvent aller jusqu'à 3 cuillerées à bouche par jour.

Quand nous voyons la fonction assimilatrice reconstituée (ce qui se reconnaît au retour de l'embonpoint et à la diminution de la voracité), nous cessons l'emploi de l'huile, sauf à y revenir plus tard, en cas de besoin. Il est bien entendu que l'huile de foie de morue ne saurait plus avoir aucune action sur les difformités subsistant après la consolidation des os. Vouloir en continuer l'usage pendant la quatrième période serait donc un non-sens thérapeutique.

A l'usage interne de l'huile de foie de morue on associe avec avantage les toniques, sous forme de sirops ; nous préférons les amers francs ou légèrement aromatiques (gentiane, colombo, petit chêne, etc.,) au quinquina et aux astringents, dont l'usage n'est pas toujours exempt d'inconvénients.

On emploiera encore avec succès les toniques stimulants à l'extérieur, tels que bains salins, frictions toniques et stimulantes, et surtout, lorsque l'état du petit malade permettra d'y recourir, l'hydrothérapie, le plus actif, le plus efficace de tous les stimulants et le meilleur des toniques.

Dès le commencement de la troisième période il est important de se préoccuper des difformités ! A cet effet, l'on évitera avec soin tout ce qui pourrait contribuer à la déformation du squelette : faire coucher les petits malades sur des sommiers bien unis, sans oreillers, ni traversins, pour ne point donner lieu aux excurvations rachitiques de la colonne; éviter de les faire tenir sur leurs jambes, afin d'empêcher la pression des têtes fémorales sur les cavités cotyloïdes, et par suite, la dépression du bassin (1), (précaution importante chez les petites filles). Coucher les malades exactement sur le dos pour faciliter la dilatation du thorax et s'opposer à la compression mécanique des côtes, etc. Enfin, s'il y a pliure anguleuse (fracture rachitique) d'un membre, le redresser et puis appliquer un appareil amovo-inamovible qu'il faudra visiter souvent et laisser généralement plusieurs mois en place. Les fractures rachitiques, avons-nous dit, sont très-lentes à se consolider, ce qui permet, au bout de plusieurs mois, même d'une année entière, de redresser les cals vicieux de cette origine, à l'aide de la main, sans les rompre entièrement. Lorsqu'ils résistent aux efforts de la main, on peut les redresser quelquefois à l'aide d'une *incision sous-cutanée* (du cal) au niveau de la concavité de la courbure, opération que nous avons vue plusieurs fois pratiquer avec succès par M. Guérin. Ces nouvelles fractures mettent habituellement quatre à six mois avant de se consolider.

---

(1) Si cette dépression existait déjà, on pourrait, avec quelque chance de succès, tenter de la faire disparaître à l'aide de légères tractions permanentes sur le fémur, en y procédant, comme de juste, avec les plus grands ménagements, à cause du peu de solidité du fémur et de la capsule articulaire. A cet effet, le ou les membres inférieurs seraient placés dans des *gouttières* bien matelassées; l'extension s'opérerait au moyen d'une corde fixée à la gouttière, enroulée sur une poulie au pied du lit et supportant un poids. La contre extension se ferait au moyen de sous-cuisses fixés au lit.

En résumé, l'ostéomalacie infantile (ramollissement rachitique des os) peut se caractériser de la manière suivante :

Causes : Alimentation prématurée pendant la première enfance ;

Peu, au point d'influences héréditaires ;

Point de contagions.

Dissolution présumable de l'élément calcaire des os par excès d'acidité des liquides de l'économie.

Marche : Maladie se développant dans l'enfance (entre l'âge de 6 mois et 2 ans), parcourant ses différentes périodes dans l'espace de 18 mois à 2 ans ; de façon que, vers l'âge de 3 à 4 ans, il y a consolidation du squelette et disparition des symptômes généraux de l'affection.

Quatre périodes distinctes : la première, *gastro-intestinale* ; la seconde période d'*épanchement* ; la troisième période de *déformation* ; la quatrième période de *consolidation*.

Diagnostic : Symptômes variables selon la période : gastro-intestinaux dans la première, simulant le carreau ;

Endolorissement général du squelette pendant la seconde, se continuant pendant la troisième ; immobilité instinctive (paralysie rachitique) de beaucoup de muscles ;

Gonflement douloureux des chevilles, des poignets, etc ; courbures des membres *dans la continuité*. Ces courbures, souvent anguleuses dans le principe, *s'arrondissent* par la suite et forment des arcs réguliers ;

Ces courbures ne sont jamais *isolées*, c'est-à-dire que jamais une courbure rachitique n'existe seule ; il y a toujours des traces nombreuses de la maladie dans les différentes pièces du squelette ;

Toutes ces courbures (sauf celles de la colonne vertébrale, où il y a des conditions statiques particulières) s'atténuent et souvent même s'effacent par les progrès de la croissance ;

Tous les os du squelette, à l'exception de ceux du crâne, se trouvent plus ou moins arrêtés dans leur développement ;

A la quatrième période ils reprennent par degrés la consistance normale et finissent même souvent par acquérir une densité supérieure à celle des os sains ;

Jamais, à aucune période de la maladie, ni suppuration, ni gangrène par le fait du rachitisme (1) ;

Les cartilages diarthrodiaux, les synoviales et les capsules articulaires n'éprouvent jamais aucune altération de texture.

Pronostic : Peu grave dans les degrés moyen et léger.

Très-grave, par les complications de la maladie, dans les degrés élevés, soit par le ramollissement de la muqueuse gastro-intestinale, lors des deux premières périodes ; soit par le rétrécissement du thorax ou par l'épanchement méningé, pendant la troisième période ; soit enfin, par la viciation du bassin chez la femme.

Traitement : Exclusivement hygiénique pendant les deux premières périodes ; retour aux aliments du premier âge.

Régime tonique reconstituant pendant la troisième période : huile de foie de morue, frictions stimulantes, bains salins, hydrothérapie.

Prophylaxie des difformités pendant les trois premières périodes ; redressement des cals vicieux dans la troisième, et même dans les premiers temps de la quatrième période.

§ 2. *Ostéomalacie proprement dite.*

OSTÉOMALACIE ESSENTIELLE OU RACHITISME DES ADULTES.

Cette espèce de ramollissement des os est moins commune que la précédente, avec laquelle elle a d'ailleurs plus d'un

---

(1) Sur plus de 400 rachitiques que nous avons observés, nous n'avons pas rencontré un seul fait contraire à cette proposition..... ce qui n'empêche point que des sujets rachitiques ne puissent devenir tuberculeux, syphilitiques, cancéreux ou goutteux (nous en avons rencontré un assez grand nombre) ; mais ce sont alors des maladies nouvelles, indépendantes du rachitisme et survenues plus ou moins longtemps après l'invasion de ce dernier.

trait de ressemblance ; à telle enseigne qu'on pourrait l'appeler le *Rachitisme des adultes*; car, ainsi qu'on le verra par la comparaison des causes efficientes et des lésions anatomiques, les différences entre ces deux affections sont plutôt imputables à une différence d'âge, d'organisation et de genre de vie des malades, qu'à une différence de nature de la maladie.

L'ostéomalacie essentielle est, comme le rachitisme des enfants, une maladie générale, dont les résultats les plus apparents sont des douleurs et des déformations osseuses. Elle consiste également en une *résorption graduelle de l'élément calcaire des os, avec conservation à peu près intégrale de leur trame organique.*

L'analyse chimique du squelette a été faite chez quelques sujets atteints d'ostéomalacie essentielle : on y a trouvé, comme dans les os rachitiques, une diminution très-notable des sels calcaires. La moyenne proportionnelle de ces analyses a donné : principe terreux 29,815; principe organique 70,68. Comme de juste, ces proportions varient suivant la *période* de l'affection, et surtout suivant son *degré*, depuis une différence à peine sensible d'avec l'état normal, jusqu'à l'entière disparition de toute trace de sels calcaires. Comme de juste encore, si la maladie arrive à la période de consolidation, les proportions des éléments salin et organique reviennent par degrés aux proportions normales.

L'ostéomalacie essentielle est une maladie assez rare, et n'était pas connue des anciens ; car on ne saurait accorder une valeur scientifique à quelques faits rapportés par les chroniqueurs du moyen-âge, qui les ont entremêlés de fables impossibles, et il faut remonter jusqu'au milieu du XVIIe siècle, où Bauda publia la première observation bien authentique, celle de Pierre Siga; une autre observation, celle de Bernard d'Armagnac, publiée en 1700 par Annel et plusieurs autres faits non moins remarquables rapportés par Glisson, J. Mayow, Van-den-Welde fixèrent enfin l'attention de Duverney, qui, dans son *Traité des maladies des os*, réunit ces différents cas épars dans un même chapitre intitulé : *De la mollesse des os, et de ce qui les rend cassants.*

Vers la même époque (1752) Morand faisait connaître l'histoire de la femme Supiot, qui est un des plus beaux spécimens de cette affection. A partir de cette publication, qui frappa l'attention à un haut degré, les observations se multiplièrent et entrèrent surtout dans le domaine des accoucheurs qui, l'envisageant, comme de juste, au point de vue tocologique, négligèrent tant soit peu l'étiologie véritable et l'étude de la nature spéciale de l'affection et de ses phases diverses.

Les causes de l'ostéomalacie ont été diversement interprétées : l'un, voyant quelques symptômes de diffluence du sang, invoqua le scorbut; l'autre, ne tenant compte que de l'élément *douleur* et de certaines déformations articulaires qui offraient une grossière ressemblance avec la goutte, n'hésita point à attribuer le ramollissement ostéomalacique du squelette au vice arthritique; d'autres encore, remontant l'histoire du *passé* de certains malades, vont jusqu'à imputer cette cruelle affection à une ancienne blennorrhagie. On a fréquemment invoqué un prétendu *vice rachitique*, comme cause de l'ostéomalacie; mais, ainsi que nous l'avons indiqué, d'après M. J. Guérin, le ramollissement qui survient à un âge avancé, chez des sujets ayant présenté dans leur enfance les symptômes du rachitisme le plus extrême, offrent de telles différences avec la marche, les symptômes et les lésions anatomiques de l'ostéomalacie proprement dite, qu'il n'est plus permis d'attribuer celle-ci au vice rachitique. Le cancer détermine aussi parfois un ramollissement général de squelette; mais ce ramollissement est-il et peut-il être assimilé à celui provoqué par la goutte ou par le scorbut, par la syphilis ou par le rachitisme ?

C'est pourtant ce qui résulte du dépouillement des observations publiées jusqu'à ces derniers temps. L'un des mémoires les plus complets qui aient agité la question étiologique du ramollissement des os, est celui du docteur Stanski

(Paris, 1851). Ce confrère, réunissant tous les faits qu'il a pu trouver dans les auteurs et ceux qu'il a pu observer par lui-même, admet, comme ses devanciers, que différentes causes peuvent donner lieu au ramollissement du squelette; mais il n'a pas vu que ce ramollissement présente des différences fondamentales selon la cause qui l'a produit. En d'autres termes, il n'y a, pour M. Stanski, qu'une seule et même ostéomalacie, qui peut être produite soit par le rachitisme, soit par le cancer, le scorbut, etc., voire même par la vieillesse! (sa principale observation de cette dernière catégorie est celle d'une femme de 44 ans).

Selon M. Stanski, « les affections qui, d'après les faits les « mieux avérés, ont été causes prédisposantes *de l'ostéomalacie* sont :

« 1° Le *rachitisme*, (et il donne pour preuves les observations rapportées par Buchner et Duverney, celle de Bernarde d'Armagnac, et surtout celle de Potiron; or toutes ces observations sont évidemment des cas d'ostéomalacie essentielle.)

« 2° Le *cancer*, qui est, après le rachitisme, (selon M. Stanski) la cause la plus fréquente *de l'ostéomalacie.*

« 3° *Le scorbut;*

« 4° *La syphilis;*

« 5° *Les scrofules;*

« 6° *La vieillesse.* »

Par cette esquisse étiologique il est aisé de voir que l'auteur n'admet qu'*une espèce* de ramollissement des os, qui peut procéder des causes les plus diverses. Conséquent avec ces prémisses, il a pu se dispenser de donner la caractéristique différentielle selon les causes; aussi dans ses séries d'observations, rangées d'après cette étiologie, trouvons-nous la plus étrange confusion.

Ainsi sur les huit cas de la première série, (ostéomalacie par rachitisme) six appartiennent à l'ostéomalacie essentielle et les deux autres sont des cas de rachitisme infantile un peu prolongé.

Sur ses trois observations d'ostéomalacie dite syphilitique, la première et la troisième sont évidemmment des cas d'ostéomalacie essentielle, et la deuxième n'est qu'un cas ordinaire de nécrose déterminée par le vice vénérien.

Parmi les cas attribués au scorbut, M. Stanski range celui de la femme Supiot, publié par Morand : or ce cas est le spécimen le plus complet de l'ostéomalacie essentielle. Quant à la vieillesse, invoquée par l'auteur comme cause de ramollissement du squelette, nous lui en laissons volontiers la propriété, et en même temps aussi la responsabilité.

D'autres travaux ont été publiés depuis celui de M. Stanski; mais ils sont presque exclusivement conçus, au point de vue tocologique, et parmi ceux-là nous citerons un mémoire de M. Kilian et surtout les recherches de notre savant collègue M. le docteur Collineau, qui, dans sa thèse inaugurale, Paris, 1859, rapporte 52 observations. Travail substantiel parfaitement combiné, mais dans lequel la question de l'étiologie différentielle n'a pas été abordée.

L'ostéomalacie, presque inconnue des anciens, tend à devenir plus commune de nos jours sans doute parce qu'on sait mieux la trouver là où elle existe. (1)

Pour notre part, nous avons eu l'occasion d'en observer dix cas, dont huit sur le vivant et deux sur le cadavre.

Dans six des huit cas que nous avons observés sur le vivant, les os, quoique plus ou moins tordus, se présentaient néanmoins déjà, au moment de notre examen, avec les caractères de la consolidation. Ces six cas se répartissent ainsi :

Trois chez de jeunes sujets de 13 à 18 ans, établissant une sorte de transition entre l'ostéomalacie infantile et celle de l'adulte;

---

(1) Cette rareté de l'ostéomalacie est plus apparente que réelle, et dépend de ce que la grande majorité des cas de ramollissement partiel ou même général, mais d'intensité médiocre (au moins huit sur dix) ou échappent à l'observation, ou sont pris pour d'autres maladies. Elle sera beaucoup plus commune quand on saura la reconnaître et qu'on voudra se donner la peine de la chercher.

Deux cas chez des malades, (la mère et la fille) dont les observations seront rapportées ci-après, à propos de l'*hérédité*.

Le sixième cas, chez un homme d'une cinquantaine d'années, le docteur L.... S, de Hambourg, et que beaucoup de nos confrères ont connu à Paris vers 1846-1850.

De nos deux cas observés pendant les périodes de ramollissement, l'un est celui d'une femme d'environ 60 ans, la veuve X, habitant le Corricard, près Gaillon (ure). L'affection a débuté il y a 8 ou 9 ans, sous forme d'une sacro-coxalgie, suivie de coxalgie, d'abord à droite, puis à gauche; puis de *rhumatisme* lombaire, avec accidents du côté du cœur; de là les douleurs se sont propagées aux genoux, puis aux chevilles, aux membres supérieurs, etc. L'affection a suivi pendant cinq à six ans, une marche régulièrement progressive, toujours *symétrique*, c'est-à-dire que les parties similaires, à droite et à gauche étaient toujours simultanément atteintes, et sans que nulle médication ait jamais exercé la moindre influence, ni sur la marche de l'affection, ni sur l'intensité des douleurs. A mesure que celles-ci quittaient une région, cette région se déformait. Depuis deux à trois ans il n'y a plus de douleurs; mais le bassin, la colonne vertébrale et les quatre membres offrent les contorsions les plus bizarres et les plus extrêmes, et la taille a perdu le tiers de sa hauteur. Inutile de dire que la veuve X. était parfaitement conformée avant cette maladie.

Notre huitième et dernière observation, sur le vivant, est celle d'une malade qui se trouve en ce moment à l'Hôtel-Dieu, de Paris, salle Saint-Joseph, n° 6, service de M. N. Gueneau de Mussy. Ce dernier cas offre d'assez grandes difficultés de diagnostic pour que nous croyions devoir en rapporter ici l'observation.

Observation. Jeanne S., 33 ans, cuisinière, habitant Paris depuis 12 ans, constitution autrefois très bonne, mais qui a été fortement éprouvée par trois années de souffrances; tempérament mixte, lymphatico-nerveux, yeux gris, cheveux roussâtres, teint pâle, peau assez blanche. Ne se souvient pas d'avoir eu, dans son jeune âge, d'autres maladies que des ophthalmies, auxquelles elle était fort sujette. Aucun de ses ascendants, ni de ses proches actuels n'aurait, dit-elle, présenté de traces de goutte, ni de rachitisme; n'a jamais eu d'affection vénérienne.

Elle est accouchée d'une fille, il y a huit ans. Le lendemain de ses couches elle s'est levée pour reprendre ses fonctions de cuisinière. Les lochies ne se sont pas arrêtées à la suite d'une telle imprudence ; mais, à partir de ce jour elle a éprouvé *une grande raideur dans les jambes.* Les genoux se sont gonflés, et les mouvements sont devenus très difficiles. Les règles se sont rétablies au bout du mois, et ont toujours été régulières depuis lors.

En 1861 est survenue une *maladie éruptive*, consistant en larges plaques, (érythémateuses ?) siégeant principalement au visage. Peu de temps après il s'est formé une tumeur sous l'aisselle droite, pour laquelle, à la consultation publique de l'Hôtel Dieu, on lui a prescrit une pommade iodurée et des bains sulfureux, et la tumeur s'est dissoute au bout de quatre jours; mais peu après, la malade a été prise de courbature, et même d'endolorissement général. Ces douleurs se sont dissipées par degrés. L'amélioration a été de courte durée : à peine quelques jours s'étaient-ils passés, qu'une violente douleur se manifesta tout d'un coup, d'abord dans la hanche droite, et puis, peu de jours après, dans la hanche gauche. Cette double coxalgie n'a duré que dix-huit jours, *et les douleurs ne se sont plus montrées depuis lors dans les hanches*; mais, en quittant ces articulations, elles se sont portées vers la région dorsale de l'épine; quelque temps après, les articulations des doigts sont devenues douloureuses à leur tour.

L'année suivante, 1862, les douleurs ont gagné la tête, et surtout la *mâchoire inférieure*, où elles étaient excessivement violentes; mais plus intenses à droite, et plus fortes la nuit que le jour. Elles n'ont cessé qu'après cinq à six mois de durée dans cette partie et se sont terminées par des gonflements osseux au niveau des deux angles de la mâchoire.

Quittant la tête et la mâchoire, les douleurs se sont portées dans les épaules et tout le long des clavicules, où elles étaient moins aiguës, peut-être, qu'à la mâchoire, et où elles ont séjourné plusieurs mois, sans pourtant laisser de traces sensibles de déformation dans ces parties.

L'an dernier (1863), les coudes se sont pris à leur tour. Cette double arthralgie s'accompagna d'un chapelet de petits ganglions engorgés le long de la face interne des articulations huméro-cubitales et s'étendant de 8 à 10 centimètres au-dessus des jointures, le long de la face postéro-interne des bras; cet engorgement subsiste encore en partie aujourd'hui. Plus tard, les douleurs, qui d'ailleurs existaient déjà depuis plusieurs mois, mais peu sensible, dans les poignets et dans les phalanges, ont pris également une grande acuité, et la déformation des mains s'est manifestée.

C'est dans cette situation que Jeanne S. atteignit l'année 1864. Elle pouvait encore marcher sans trop de difficulté, lorsqu'elle fut atteinte de douleurs excessives aux genoux et dut enfin réclamer l'admission à l'hôpital. Le 15 janvier elle entra à l'Hôtel-Dieu, salle Saint-Antoine, d'où elle sortit en juillet assez améliorée en apparence; car elle pouvait marcher et reprendre même son état de domestique, mais à peine six semaines s'étaient écoulées qu'elle dut réclamer de nouveau son admission. Elle fut placée, le 16 août, salle Saint-Joseph, où elle est aujourd'hui. Depuis sa première admission à l'hôpital, les différentes articulations des pieds se sont également prises et déformées, mais sans exciter spécialement l'attention. Ici, comme aux mains, les douleurs des grandes articulations (genoux et coudes), prédominaient et effaçaient pour ainsi dire celles des autres.

Depuis le commencement de la maladie, toutes les douleurs ont toujours été *symétriques*, c'est-à-dire que l'atteinte d'une partie a toujours été accompagnée de l'atteinte de la partie similaire du côté opposé.

Depuis l'origine, également, les douleurs ont toujours été plus fortes la nuit que le jour, et même, en ce moment, la malade ne souffre plus du tout le jour, et passe toutes les nuits en partie à souffrir.

Traitements suivis jusqu'aujourd'hui.

Aucune médication active n'a été employée avant l'admission de la malade à l'hôpital; tout s'était borné à quelques purgatifs et à des frictions avec pommade camphrée. Lors de son premier stage à l'Hôtel-Dieu, salle Saint-Antoine, on a prescrit d'abord des bains sulfureux, et, à l'extérieur, des badigeonnages avec teinture d'iode; mais le tout sans aucun résultat. Plus tard on donna des bains arsénicaux avec solution de Fowler à l'intérieur. Cette médication fut suivie d'un grand soulagement, à savoir que les genoux se dégonflèrent et les douleurs s'amendèrent au point, qu'au commencement de juillet, la malade pouvant faire quelques pas, demanda sa sortie; mais au 15 août elle fut reprise de douleurs plus vives que jamais, dans les genoux et puis aussi dans les pieds et les mains, et dut rentrer à l'hôpital. On redonna les bains arsénicaux, 6 à 10 grammes d'acide arsénieux par bain, qui semblèrent procurer un peu d'amélioration, et même la cessation complète de la douleur pendant le jour. On associa aux bains arsénicaux, l'iodure de potassium à l'intérieur. Ce médicament, continué pendant plus de deux mois, n'eut aucune influence sur les paroxysmes nocturnes; le sulfate de quinine ne fut pas plus heureux; bref, à l'exception de quelques soulagements passagers, et qui seraient, sans doute survenus sans l'intervention d'aucun médicament, rien n'a paru enrayer, jusqu'ici, la marche fatalement progressive de cette maladie.

Etat actuel Rémission complète des douleurs pendant le jour et la première moitié de la nuit; paroxysme vers une heure du matin jusque vers le jour. Douleurs lancinantes dans les genoux surtout, et à un degré moindre, dans les chevilles et les différentes articulations du pied. — Œdème des jambes et des pieds; épanchement dans les genoux. — Gonflement des articulations des doigts; déviation latérale interne des doigts des deux mains dans les articulations métacarpo-phalangiennes — Déviation des genoux en dedans. — Pieds plats valgus (forme ostéomalacique) — Déformation caractéristique du bassin (en forme de cœur de carte). Saillie considérable de la symphyse pubienne en avant, dépression latérale double du bassin; rétrécissement du diamètre transversal du détroit supérieur; double saillie latérale au niveau des angles de la mâchoire inférieure. — Pas encore de déviation sensible de la colonne vertébrale ni déformation notable du thorax.

Notre diagnostic est : *Ostéomalacie essentielle au commencement de la troisième période*. Notre confrère et ami Gueneau de Mussy pense que c'est tout simplement un *rhumatisme des petites articulations*. L'avenir décidera entre nous.

Des deux cas observés sur le cadavre, nous en avons pu suivre un pendant les derniers 18 mois de la vie et nous en avons fait de concert avec M. Stanski, l'examen cadavérique avec la plus minutieuse attention (1).

Notre examen a porté à la fois sur tous les organes et sur tous les tissus de l'économie. Le sujet, nommé Potiron, avait 18 ans. Comme il réunissait toutes les particularités anatomiques notées jusqu'ici pour cette maladie, nous le présenterons comme un spécimen complet. C'est sur lui que nous avons pris la description des lésions observées, tant sur le squelette que sur les parties molles

Le deuxième cas examiné *post mortem*, était un sujet d'une cinquantaine d'années, porté aux amphithéâtres de Clamart. Nous n'en pûmes voir que le squelette à l'état frais, sans

(1) La relation de notre honorable confrère, conçue à son point de vue, a été publiée il y a 25 ans. (Voir la thèse inaugurale, Paris, 1839) et reproduite dans sa seconde publication. 1851.

détails sur les antécédents du sujet. Il présentait le ramollissement de tous les os, avec la friabilité et les autres altérations notées pour la deuxième période de l'affection.

Sur les dix cas soumis à notre observation, un seul, celui du sieur Potiron, a été publié par M. Stanski; les autres sont encore inédits. Les trois cas de jeunes sujets appartiennent à M. J. Guérin; quant à celui du docteur L. s.., que tout le monde a pu connaître il y a 15 à 20 ans, nous n'en saurions revendiquer la propriété; mais les cinq cas restant n'ont été recueillis que par nous.

Etiologie. Les causes prédisposantes et efficientes de l'ostéomalacie essentielle se rattachent, comme celle du rachitisme, à une perversion des fonctions nutritives engendrée, il est vrai, par des causes occasionnelles très diverses. Nous reconnaissons que de toutes ces causes, la première en importance est le sexe féminin, en tant que se rattachant à la maternité. Ainsi les grossesses répétées, les imprudences et les frayeurs pendant l'état puerpéral, etc.; mais sur les dix cas que nous avons observés, trois seulement se compliquaient de l'état puerpéral. Trois autres existaient chez l'homme, trois chez de jeunes sujets, et un cas chez une vieille femme qui n'avait eu qu'une fille, âgée d'au moins 30 ans à l'époque où la maladie a débuté chez sa mère.

Chez nos trois jeunes sujets, la misère et la mauvaise alimentation paraissent avoir eu la principale part à cette maladie. Le docteur L. en faisait remonter l'origine au séjour prolongé dans une contrée froide, humide et marécageuse. Le sieur Potiron à une alimentation insuffisante, grossière et à la respiration des poussières cuivreuses dans un atelier d'ailleurs très humide et encombré; de plus il s'adonnait ainsi qu'un autre de nos malades, aux alcooliques. L'hérédité de cette maladie n'est admise par aucun des auteurs qui nous ont devancé. Nous avons pourtant vu, il y a longues années un fait qui ne manque pas d'une certaine importance. Il s'agit de la mère et de la fille qui on présenté tous les caractères de l'affection qui nous occupe,

Quoique méconnus par les praticiens qui ont donné leurs soins aux malades et désignés comme absolument insolites, ces faits ont laissé, dans notre mémoire une assez profonde impression pour nous permettre, après plus de quarante ans, de les reconstruire en quelque sorte pièce à pièce, on verra, par le peu de détails ci-après qu'ils offrent tellement de ressemblance avec les cas ordinaires d'ostéomalacie puerpérale, que personne ne sera tenté, je pense, de leur contester ce caractère.

Observation. Madame N..., habitant l'Alsace, d'une taille au dessus de la moyenne, bien faite et bien conformée, était en couches de son deuxième enfant lors de l'invasion du pays en 1793. Un jour qu'on se battait aux environs, (bataille de Woerths) elle fut arrachée de son domicile par les troupes ennemies qui, voulant la forcer à leur livrer son mari, lui firent faire une lieue à pied, la bayonnette dans les reins, et sous des menaces continuelles de mort. C'est à la frayeur qu'elle éprouva dans cette circonstance que Madame N.... attribuait l'origine de sa maladie, caractérisée comme suit : Douleurs rémittentes excessives, d'abord dans le bassin et la colonne lombaire, qui ensuite s'étendirent aux hanches, et puis aux membres inférieurs. A la suite de ces douleurs les hanches et la colonne lombaire se sont déformées, et la malade est restée impotente de ses membres inférieurs jusqu'à la mort qui arriva quarante ans plus tard. Elle ne pouvait marcher qu'en traînant ses jambes et en s'appuyant sur quelques meubles ou sur un guide. Les douleurs dans les membres inférieurs se faisaient encore sentir par intervalles plus de vingt ans après l'invasion. Le bassin, basculé en avant, faisait une forte saillie en arrière, ce qui déterminait une flexion prononcée de la région lombo-sacrée.

Sa fille aînée, mariée en 1801, assez grande et parfaitement constituée, a eu six enfants. La cinquième couche fut très-laborieuse, et, à la suite de cette couche, elle resta impotente exactement comme était sa mère. Elle n'en devint pas moins enceinte une sixième fois, en 1809, et son infirmité augmenta. Les douleurs, circonscrites d'abord dans le bassin, envahirent les lombes et les hanches, et se propagèrent de là aux membres inférieurs, en commençant par les cuisses, puis se portant aux genoux, et enfin aux jambes et aux pieds. Elles ont subsisté pendant une quinzaine d'années, et puis ont graduellement diminué sans jamais disparaître entièrement; sans jamais offrir d'intermittences complètes, elles se sont parfois manifestées par d'affreuses exacerbations.

Les hanches se sont déprimées latéralement, et le bassin a subi le même mouvement de bascule en avant que chez la mère de la malade. La colonne vertébrale, courbée en avant, dans la région lombaire, imprimait à son attitude un caractère tout particulier. Les pieds, déformés, offraient jusqu'à un certain point l'apparence du valgus goutteux. La taille a notablement diminué de hauteur pendant cette maladie. Elle a vécu dans cet état jusqu'à l'âge de 72 ans.

Son père avait été rachitique dès son enfance; sa mère, parfaitement conformée d'abord, était, ainsi que nous l'avons rapporté, devenue ostéomalacique à la suite de frayeur. Des quatre enfants qui lui restaient sur six, les deux plus jeunes ont offert tous les symptômes du rachitisme; les deux aînés n'en ont présenté aucune trace.

Enfin, comme cause directe de la résorption des sels calcaires des os dans l'ostéomalacie essentielle, nous avons presque partout constaté la lésion de quelque fonction sécrétoire importante, celle des reins, du foie, de la peau, (dont nous avons constaté l'état maladif chez la plupart de nos malades).

Marche, symptômes et caractères anatomiques et physiologiques.

De même que le rachitisme, l'ostéomalacie essentielle présente quatre périodes :

La première, (*période gastro-intestinale*) avec affection simultanée de quelque fonction sécrétoire importante, précède, avons-nous dit, le ramollissement osseux. Les digestions sont généralement troublées, alternatives de dévoiement et de constipation; sueurs copieuses et très-acides à la tête et au cou, la peau des autres régions étant d'ordinaire sèche et d'un aspect terreux; l'épiderme est quelquefois comme ichthyosé en plusieurs points, surtout aux membres inférieurs. Le derme est épaissi, comme induré, et très-peu mobile sur les parties sous-jacentes, le tissu cellulaire participant à cette induration du derme. Les urines sont très-acides et déposent abondamment. Il y a débilitation générale.

Deuxième période (d'épanchement ou de dissolution).

Bientôt l'on voit survenir des douleurs plus ou moins vives, et en général excessives, dans un ou dans plusieurs points du squelette. Ces douleurs, bien que susceptibles de changer de siége, affectent néanmoins plus de fixité que les douleurs rhumatismales, avec lesquelles on les confond presque invariablement. Elles ne quittent une région que lorsque le ramollissement y est opéré, ce qui se reconnaît aux fractures ou inflexions des os sous l'influence du moindre effort. De ces points les douleurs se portent sur d'autres, où elles sévissent de la même façon, et affectent ainsi successivement un plus ou moins grand nombre de points du squelette, offrant partout les mêmes symptômes, et se terminant comme dans les points premièrement atteints, par des fractures, des écrasements ou autres contorsions, opérées pour ainsi dire spontanément.

Ce n'est point dans les extrémités articulaires (chevilles, genoux, poignets), ni dans les articulations chondro-costales que l'on rencontre les premiers indices de l'ostéomalacie essentielle; cette affection débute ou par le bassin, ou par les vertèbres lombo-sacrées, ou bien par un point quelconque des fémurs. Outre l'endolorissement, les parties atteintes se gonflent et se ramollissent, comme nous avons dit, au point que le moindre effort suffit pour les rompre. Contrairement à ce qui se passe dans le rachitisme, la fracture est le plus habituellement complète, la dissolution des parties calcaires n'étant pas suffisamment avancée pour permettre la simple pliure des os, sans disjonction des deux bouts. Il y a des cas, cependant, où de véritables pliures ont lieu; mais cela n'arrive que vers la fin de la seconde période ou au commencement de la période suivante, alors que, depuis longtemps exposé à l'action dissolvante des causes prochaines de la maladie, le squelette ne présente plus, en aucun de ses points, une densité ni une résistance suffisantes (ainsi qu'on l'a pu observer chez le docteur L...s). Dans les os courts et en général dans les points du squelette où les os n'ont pas grand effort à supporter, il n'y a point de fracture, mais simple tassement ou écrasement.

Troisième période. (De déformation.)— Toutes ces fractures et autres déformations, marquent les débuts d'une nouvelle période, caractérisée par la cessation des douleurs et par la friabilité du squelette, plus accusée dans les points qui ont été plus particulièrement le siége des douleurs. Ce sont ces points qui se brisent, se tordent, se déforment de toutes façons, tandis que les os ou portion d'os moins atteints, conservent leurs formes. C'est ainsi que l'on voit, par exemple, le bassin tout-à-fait ratatiné, replié, tordu ; les moitiés supérieures des cuisses contournées en tire-bouchon, tandis qu'on verra la moitié inférieure des os des cuisses et des jambes, conservant leurs formes et leurs dimensions normales ; on peut voir la même chose dans les membres supérieurs, ainsi que dans la colonne vertébrale, dont une partie présentera les contorsions les plus extraordinaires, tandis que les autres parties auront conservé leurs formes et leurs dimensions normales.

Les fractures, dans cette forme d'ostéomalacie, affectent d'abord la même *symétrie* que dans le rachitisme ; mais quand le ramollissement devient général et très-intense, elles se multiplient à l'infini, sans plus observer de symétrie, et, ainsi que nous l'avons dit déjà, elles ne sont plus *complètes*, par la raison que le degré de ramollissement où ils sont parvenus, permet aux os de se plier sans rupture complète. Enfin, ces fractures ne se consolident qu'en cas de guérison de la maladie générale, et, après la consolidation, les os recourbés conservent leurs inflexions, qui ne tendent plus à s'effacer, comme dans le rachitisme.

L'altération du tissu osseux, dans cette *période*, comprend une foule de *degrés*, depuis une légère porosité, une simple raréfaction, jusqu'à l'entière disparition de l'élément calcaire. Dans le premier cas, la période et toute la trame organique, sont assez injectés, et le tissu compact offre des porosités plus larges et plus nombreuses qu'à l'état normal. A un degré plus avancé, l'os devient friable : les particules terreuses ne tiennent plus ensemble de manière à former un tout homogène, cohérent, mais se présentent sous forme d'îlots de matière calcaire, incrustés dans la trame organique. (J. Guérin) L'os est alors dépressible, et crépite sous la pression du doigt.—Enfin, au plus haut degré de cette période, l'os ne conserve plus de trace d'incrustation calcaire. Son intérieur présente, néanmoins encore, la disposition aréolaire normale ; sa forme primitive subsiste plus ou moins ; les cartilages d'encroûtement sont intacts ; le périoste n'est qu'un peu épaissi; la matière inorganique seule a disparu.

C'est sur la fin de cette période de déformation que commence, dans les os ramollis, un travail réparateur, offrant exactement les mêmes caractères que dans le rachitisme. L'inspection du tissu osseux fait voir, entre le périoste et l'os, ainsi que dans le canal médullaire, mais surtout au niveau des fractures, un *tissu spongoïde*, en tout semblable à celui qu'on rencontre dans la période correspondante du rachitisme.—(Chez Potiron, le tissu spongoïde existait également en grande abondance à la mâchoire inférieure et au crâne, dont les os offraient de 12 à 15 millimètres d'épaisseur en certains points.)

Dans les cas suivis de guérison, ce tissu se comporte comme dans les os rachitiques, et la *quatrième période* est caractérisée par la consolidation de ce tissu spongoïde.

Mais la guérison de l'ostéomalacie essentielle, aboutit rarement à une *consolidation* véritable. Nous ne sachions pas qu'on ait jamais rencontré l'*éburnation* qui succède si fréquemment au rachitisme. En revanche, on observe presque constamment, chez les ostéomalaciques *consolidés*, le genre d'altération que nous avons constaté chez les sujets atteints de *consomption rachitique* : en d'autres termes, la consomption rachitique des os, qui est une assez *rare exception* chez les sujets atteints d'ostéomalacie infantile, et la *règle* chez ceux qui ont eu l'ostéomalacie essentielle.

L'ostéomalacie essentielle, arrivée à un haut degré, généralisée à tout le squelette, comme chez la femme Soupiot, dont l'observation a été publiée par Morand ; comme dans plusieurs autres cas aujourd'hui connus, et notamment chez le sieur Potiron, (qui a servi de base à nos descriptions), à ce degré, disons-nous, la maladie est fatalement mortelle. — Dans ces cas, la consolidation n'a pas lieu : la trame organique des os, dépouillés de l'élément calcaire, se tasse, se déforme de toutes façons, et finit par perdre l'aspect de la structure osseuse : elle se transforme en un tissu fongueux d'un rouge livide ou d'un blanc rosé, parcouru par de nombreux et gros vaisseaux, et sillonné de sinus vastes et irréguliers, sans issue, remplis d'une sérosité roussâtre. — C'est là la véritable *carnification des os.*

Par suite du tassement des vertèbres, de l'inflexion du rachis en tous sens, de la dépression et déformation des côtes et du bassin, les viscères thoraciques et abdominaux, sont refoulés, comprimés, déformés, et ne fonctionnent plus qu'à demi. Petit à petit, la respiration devient littéralement impossible, et la mort arrive par asphyxie.

Dans l'ostéomalacie essentielle, comme dans le rachitisme, les altérations d'une période peuvent empiéter sur la période suivante, et réciproquement, de façon que le même sujet peut offrir simultanément les caractères de la 2e, de la 3e et même de la 4e période, suivant les points du squelette que l'on examine.

Cette affection n'offre pas toujours, heureusement, la même intensité ni la même généralité. De même que le rachitisme, elle affecte d'abord de préférence certaines parties du squelette, et ne porte que successivement ses ravages dans les autres parties. Il en résulte que, si la cause de la maladie est peu intense, et que, d'ailleurs, on parvienne à soustraire les malades à son influence, ses effets se circonscrivent dans les parties atteintes en premier. Tel est, en particulier, le cas chez la femme enceinte; le travail qui se passe, à cette occasion, dans les os du bassin, prédispose singulièrement cette région au ramollissement : une cause de médiocre intensité, et qui, dans l'état ordinaire, serait impuissante à produire la maladie, agit alors avec toute-puissance sur le bassin, et le déforme en peu de temps, bien avant que les autres pièces du squelette en ressentent l'influence. L'accouchement venant mettre un terme au travail spécial qui se passait dans le bassin, et provoquant un travail en sens inverse, c'est-à-dire, de consolidation, arrête presque toujours les progrès de l'ostéomalacie. Une nouvelle grossesse peut reproduire les mêmes symptômes, et une nouvelle délivrance les arrête encore; mais le bassin se déforme alors de plus en plus, et ses diamètres finissent par rendre la parturition impossible sans opération chirurgicale.

TRAITEMENT.

Le traitement de l'ostéomalacie essentielle doit varier selon les périodes : dans la 1re, ou *période gastro-intestinale*, il suffirait de soustraire les malades aux influences délétères, aux excès (de travail, de boissons alcooliques) et de les soumettre à un régime convenable et à un air salubre; et, chez les femmes prédisposées, d'éviter de nouvelles grossesses; mais on n'est jamais consulté pour les incommodités peu graves qui constituent la 1re période. Toute la symptomatologie de cette période est, d'ailleurs, de nature à dérouter le praticien.

Dans la *seconde période* (d'*épanchement* ou de *dissolution*), caractérisée par des douleurs souvent excessives dans le bassin, le tiers supérieur des fémurs ou la région lombo-sacrée, l'on est encore trompé par les apparences. Ces douleurs sont invariablement considérées comme rhumatismales, et traitées comme telles ; mais elles ne cèdent ni aux opiacés, ni aux solanées vireuses, ni au colchique, ni au nitrate de potasse, ni à la quinine, ni à la térébenthine, etc. La seule substance qui nous ait donné un peu de soulagement, c'est l'aconit à faible dose, répétée 4 à 5 fois dans les 24 heures. Les applications extérieures, vésicatoires, etc. etc., sont restées sans résultat.—Les bains arsénicaux (six à dix grammes d'acide arsénieux par bain) peuvent être administrés avec avantage, si l'état du squelette permet de porter les malades, sans encombre, dans leur baignoire.

Dans la troisième période, caractérisée par la cessation des vives douleurs, et par la déformation des os, on commencera l'usage intérieur de l'huile de foie de morue, dont les doses, pour les adultes, seront de deux cuillerées à dessert pour commencer, et seront portées à 3 cuillerées à bouche dans les 24 heures.

Plus tard, on peut essayer le phosphate de chaux, en commençant par 2 grammes dans les 24 heures, dose que l'on peut successivement porter jusqu'à 5 et même jusqu'à 10 grammes, selon la tolérance des organes digestifs.

En même temps, s'il se produit des difformités, l'on placera les membres difformes dans une position convenable, afin que la consolidation s'opère le plus avantageusement possible.

RÉSUMÉ.

Définie dans ces limites, l'ostéomalacie essentielle est également une maladie parfaitement caractérisée.

Causes : Affection gastro-intestinale, développée sous l'influence de différentes circonstances, telles qu'une alimentation insuffisante, malsaine; l'abus des alcooliques ; l'agglomération ; la respiration d'un air chargé de particules toxiques ou de miasmes paludéens ; fatigues, veilles, et surtout grossesses réitérées.— Perversion des fonctions de la peau, des reins, du foie, et excès d'acidité dans les humeurs. — Dissolution et résorption interstitielle du principe calcaire des os. *Marche et symptômes.* Quatre périodes, (comme dans le rachitisme.

1re, ou *période gastro-intestinale.* Troubles sécrétoires ci-dessus énoncés; alternatives de dévoiement et de constipation.—Débilitation générale.

2e, ou *période d'épanchement et de dissolution.* Douleurs excessives et fixes dans un point du squelette, (bassin, fémurs ou colonne lombo-sacrée) et, sur la fin, déformation de la région siége de la douleur; celle-ci envahit successivement d'autres points, qui se déforment à leur tour.

3e, ou *période de déformation*, caractérisée par la cessation de la douleur, et par les inflexions ou fractures d'os qui surviennent. Ces fractures sont d'abord *symétriques*, c. à d., affectent les os similaires dans les points correspondants ; mais plus tard, quand le ramollissement est général et interne, elles n'affectent plus de symétrie. — Courbures très-irrégulières; os replié en tous sens, n'affectant plus la forme d'exagération des courbures normales des os, comme dans le rachitisme.

Raccourcissement extrême des parties recourbées.

Travail réparateur, se manifestant dans le cours de cette période, par le développement d'un *tissu spongoïde*, destiné à réparer les pertes de l'ancien os, et à se consolider en cas de guérison, ce qui constitue la 4e, ou *période de consolidation*, dans laquelle les os reprennent, par degrés, leur densité normale.

Mais souvent, cette consolidation n'a pas lieu, et les malades meurent par asphyxie.

Cette affection se distingue essentiellement des autres

espèces de ramollissement osseux : 1° par la continuité des douleurs dans les points atteints, jusqu'à ce qu'elle ait épuisé son action ; 2° en ce qu'une fois qu'elle a quitté une région, elle n'y reparaît plus ; 3° par sa symétrie, en vertu de laquelle les parties similaires de droite et de gauche, sont toujours simultanément atteintes ; 4° parce qu'elle débute toujours dans la région du bassin, et qu'elle imprime à cette portion du squelette une déformation spécifique, dite en forme de *cœur de carte*.

§ III. OSTÉOMALACIE SCORBUTIQUE.

P. S. Nous ne la citons que pour mémoire : les auteurs ont rapporté un certain nombre de cas de ramollissement partiel ou général, du squelette, co-existant avec le scorbut, et dépendant évidemment de cette dyscrasie. N'ayant pas été à même d'observer, ni surtout d'anatomiser cette espèce de ramollissement osseux, nous n'en saurions donner la caractéristique, d'autant plus que les observations des auteurs dont j'ai pu prendre connaissance, ne renferment rien de précis à l'égard des altérations osseuses, ni des formes spécifiques des déformations. Ces lésions semblent pourtant se rapprocher beaucoup des précédentes.

§ IV. OSTÉOMALACIE SYPHILITIQUE (*mercurielle*).

Le ramollissement syphilitique général, (c'est-à-dire étendu à toutes les pièces du squelette, est une forme extrêmement rare de la syphilis. Pour notre part, nous ne l'avons constatée qu'une fois sur le cadavre. Le plus souvent, cette maladie borne ses ravages à des points circonscrits de la charpente osseuse. Elle ne s'observe, d'ailleurs, que dans les cas les plus invétérés, et chez les sujets longtemps soumis aux traitements spécifiques, en sorte qu'on ne sait pas au juste si c'est à la maladie ou aux remèdes qu'il faut imputer le ramollissement. Bien que nous penchions assez volontiers vers cette dernière hypothèse, (celle du mercurialisme), nous n'en laisserons pas moins à plus compétents que nous, le soin de décider la question.

Inutile de rappeler ici la succession des phénomènes, le *procédé pathologique* de la syphilis. On sait que le squelette ne s'affecte que dans la 3e période de cette maladie. L'empoisonnement syphilitique s'attaque principalement au périoste, en déterminant une phlegmasie *spécifique*, suivie de gonflement, d'hypersécrétion (périostoses, exostoses.)

Outre sa nature spécifique, cette inflammation périostale se distingue de celle qui précède le ramollissement dans les espèces que nous venons de décrire, en ce qu'elle offre une grande tendance à la suppuration et à la gangrène, d'où la fréquence, dans la syphilis, des caries et nécroses, accidents qui ne se voient jamais dans les ostéomalacies rachitique ni essentielle.

Ces accidents inflammatoires, (caries, nécroses, etc.) ne rentrent point, d'ailleurs, dans notre sujet, et nous ne nous y arrêterons pas ; mais à côté d'eux on en voit un autre, et dont il n'est pas souvent question, nous voulons parler d'une *raréfaction* plus ou moins considérable du tissu osseux, lequel tissu présente une altération analogue, jusqu'à un certain point à celle que nous avons signalée dans la seconde période de l'ostéomalacie essentielle.

D'habitude, ce genre de ramollissement n'envahit qu'un petit nombre d'os, (généralement superficiels) et notamment, les parties de ces os les plus rapprochées du siége des lésions ordinaires, (périostoses, caries). Il est excessivement rare que la MALACIE s'étende à tout le squelette, ou, du moins, qu'elle y parvienne à un degré notable. Voici comment se produit cette lésion : inflammation spécifique du périoste et de toute la trame organique de l'os ; gonflement douloureux et produits variables de sécrétion morbide, (exostoses ou périostoses) souvent étranglement, (ulcération ou gangrène, carie ou nécrose). Quoique cette lésion périostale existe dans tous les points du squelette, elle ne manifeste en général, ses effets, que dans certains points superficiels, (os de la face du crâne, tibias, clavicules, etc.) où elle produit, ou des périostoses, ou bien des suppurations et étranglements.

Ces différents accidents de la périostite syphilitique sont, en quelque façon, les efflorescences de l'affection, qui existe également dans les autres points du squelette, mais à un degré bien moindre.

La périostite syphilitique s'annonce par le symptôme douleur, (*douleurs ostéocopes*) dont les caractères sont trop connus pour nécessiter une description de notre part. Bientôt l'on voit se développer des élévations sur différents points du squelette, et principalement sur les os superficiels. Ces éminences, formées par le gonflement du périoste, suivent une marche différente, suivant le plus ou moins d'acuité de l'inflammation. Très-intense, et étendue à toute la trame organique d'un os ou d'une portion d'os, c'est à-dire, comprenant le périoste externe et interne, et la trame interlamellaire, il en résulte un véritable étranglement, qui a pour conséquence la gangrène ou nécrose. Limitée au périoste externe, l'inflammation aiguë suppurative donne lieu à la carie, ou ulcération superficielle. Si l'inflammation est moins intense, mais continue, c'est-à-dire, à marche chronique, la suppuration n'a pas lieu, et il se dépose dans les tumeurs périostales des particules osseuses, et ainsi se forment les périostoses ou exostoses.—Enfin, à un degré moindre encore, mais très-général et continu, l'inflammation spécifique ne donne lieu qu'à un certain degré d'hypertrophie et de ramollissement de la trame organique des os, avec désagrégation et résorption interstitielle d'une partie de l'élément calcaire. Dans ces cas, le gonflement est plus marqué dans les diaphyses des os longs que vers leurs extrémités ; il est plus marqué dans les os longs que dans les os plats et les os courts, sauf pourtant la clavicule et la mâchoire inférieure, qui sont notablement gonflés.

L'ostéomalacie syphilitique, du moins, telle que nous l'avons vue, est peu apparente à l'extérieur ; nous n'avons pas remarqué, chez le sujet de notre observation, ces nombreuses fractures, en voie de consolidation, que l'on rencontre dans les ostéomalacies rachitique et essentielle, circonstance qui s'explique par l'affaiblissement des sujets, et par la douleur, qui ne leur permettent point de mouvement. — Son caractère spécifique et distinctif est le gonflement général des os, plus marqué dans les diaphyses des os longs, que vers leurs extrémités, et que nous avons désigné sous le nom de *gonflement fusiforme*.

Cette maladie présente, exactement comme celle que nous venons de passer en revue, des *degrés* et des *périodes :* pour ce qui concerne les degrés, rien n'est plus facile que de les constater sur le même squelette, où tel os, le tibia, par exemple, présente un gonflement considérable, et, selon la *période* de l'affection, soit une porosité comparable à celle d'une éponge, soit une dureté comme éburnée, tandis que l'humérus ou le fémur du même squelette, différeront à peine de l'état normal.

Quant aux *périodes*, la distinction est tout aussi facile à établir : l'affection, jusqu'ici connue sous le nom d'*hyperosthose syphilitique*, n'est autre que la période de consolidation de l'ostéomalacie de même origine, cette maladie présente évidemment, dans son évolution, trois périodes distinctes, à savoir : une *première*, ou *période de ramollissement*, (résorption des sels calcaires); une *seconde*, ou *période de réparation*, dans laquelle les vides, résultant de la résorption de l'élément salin, se comblent au moyen d'un tissu spongoïde ; et une *troisième*, ou *période de consolidation*, consistant dans l'ossification et l'éburnation de ce tissu. Cette dernière période avait seule été signalée par les syphiliographes, et désignée sous le nom d'hyperostose syphilitique.

Il y a, du reste, au musée de Clamart, des pièces déposées par M. J. Guérin, qui établissent fort bien cette gradation, et qui montrent les altérations corrélatives à chacune de ces trois périodes.

La *première période* est caractérisée par un état de friabilité remarquable du squelette ; les os sont faciles à rompre, et crépitent sous la pression du doigt ; dans la *seconde période*, on voit se former, comme dans le rachitisme, un tissu fibro-celluleux, dont les mailles vont bientôt s'incruster de matière osseuse ; mais tandis que, dans le Rachitisme, le dépôt du tissu nouveau se fait, pour ainsi dire, exclusivement entre le périoste et l'os ancien ; ici, il se fait exclusivement dans l'interstice des lamelles, résultant du dédoublement des couches concentriques de l'ancien os, et surtout dans l'épaisseur des couches concentriques de la diaphyse. Il suffit de jeter les yeux sur une coupe de cette période de l'affection, pour s'assurer que le tissu spongoïde réparateur, est déposé dans l'interstice de ces lamelles ; mais pour peu que cette altération ait duré, l'ossification des nouveaux dépôts ne permet plus de les distinguer de l'ancien os.

A l'état frais, l'os, épaissi et imprégné de sucs, est assez pesant, quoique d'un poids spécifique moindre que l'os normal ; mais, après macération et dessication, il devient extrêmement léger, et surnage comme du liége.

Dans cette période, et même vers la fin de la période précédente, on est généralement témoin de déformations des membres, résultant, soit de fractures complètes, soit de simples inflexions, et résultant aussi du gonflement fusiforme des os longs.

La *troisième période*, (éburnation syphilitique des os, hyperostoses syphilitique), est caractérisée par la condensation des aréoles de la période précédente, et par la consolidation des diaphyses, qui acquièrent une densité au moins égale à celle de l'état normal, tout en conservant l'épaississement de leurs parois diaphysaires.

La rareté des cas de ce genre ne nous a pas permis de donner plus amples détails sur l'ostéomalacie syphilitique ; mais les antécédents et l'état cachectique des malades, et surtout la co-existence d'autres indices de la vérole, suffisent, et au-delà, pour assurer le diagnostic.

Le *pronostic* est assez grave : l'ostéomalacie, développée à la suite d'une affection nécessairement ancienne et rebelle, suppose des traitements longs et énergiques, ce qui laisse peu de prise à l'action des remèdes, et un organisme épuisé et fort peu disposé à supporter les aliments, et encore moins les médicaments.

Le *traitement* doit être, avant tout, reconstituant. Dans l'état de dissolution des solides en général, et du squelette en particulier, il ne peut plus être question de médication spécifique : c'est surtout par l'extérieur qu'il faut agir : les eaux sulfureuses, ferrugineuses, et surtout les pratiques de l'hydrothérapie, offrent parfois des ressources qu'on chercherait vainement ailleurs.

Hormis ces agents et quelques autres stimulants externes il n'y a guère que les moyens hygiéniques, et notamment le régime alimentaire, qui offrent quelques ressources. Quand une fois les aliments sont bien supportés, on peut également essayer le phosphate de chaux à l'intérieur, aux doses usitées.

Ce qui distingue l'ostéomalacie syphilitique des autres ramollissements du squelette, et constitue le caractère spécifique de cette affection, c'est le mode particulier de déformation des os longs, à savoir : le *gonflement fusiforme* des diaphyses ; c'est ensuite, le peu d'intensité des courbures de ces os, malgré le degré de ramollissement où ils étaient arrivés pendant la durée des deux premières périodes de l'affection. Les antécédents des malades, et l'existence simultanée d'autres symptômes de la syphilis tertiaire, sont encore des indices très-probables, sinon certains; car la syphilis peut fort bien avoir été gagnée postérieurement à l'invasion d'une ostéomalacie, qu'elle soit rachitique ou scrophuleuse, essentielle ou arthritique, etc., et sans que ces deux affections aient le moindre rapport de causalité entre elles. Ce qui constitue l'*espèce morbide*, c'est sa nature intime, et non telle ou telle circonstance accidentelle qui a pu suivre, accompagner, ou même précéder l'invasion des symptômes.

§ V. Ostéomalacie arthritique. (*Ramollissement goutteux*).

Ce genre de ramollissement s'observe dans les périodes avancées de la goutte, maladie générale des fluides aussi bien que des solides, qui s'attaque à tous les organes et à tous les tissus, et qui, de même que celles précédemment décrites, affecte de préférence certains tissus et certaines régions; mais elle se distingue de ces affections en ce que les accidents qui la caractérisent se montrent par *attaques* qui, dans les premières périodes de la maladie, sont séparées par des intervalles plus ou moins longs d'une santé parfaite en apparence.

Étiologie. Les *causes* de la goutte résident dans une élaboration vicieuse et une épuration imparfaite du fluide nourricier, dépendant de l'altération de quelque fonction sécrétoire (urinaire, intestinale, cutanée, etc.). Ces troubles sécrétoires se rattachent eux-mêmes, soit à une prédisposition vicieuse, *héréditaire*, de l'organe ou des organes sécréteurs, dont les fonctions sont troublées, soit à des circonstances accidentelles (excès de table, de fatigue ou autres), et ordinairement à ces deux ordres de causes réunis.

Altérations anatomiques. L'altération spécifique du sang domine donc toute la série des lésions secondaires propres à la goutte. Son influence s'exerce plus particulièrement sur le tissu connectif ou scléreux lequel, tantôt sous forme de tissu cellulaire, constitue la trame de tous les autres tissus ou organes, tantôt sous forme de tissu fibreux, constitue les tendons, les aponévroses, les ligaments, le périoste, le névrilemme, les méninges, les cartilages. Ce tissu forme en outre les membranes séreuses et les synoviales; il ferme enfin les parois des vaisseaux artériels, veineux et lymphatiques, la charpente de l'enveloppe tégumentaire, etc.; etc. C'est assez dire que, le tissu scléreux étant partout, une désorganisation générale de ce tissu est nécessairement une maladie générale.

Sans entrer dans le détail des phases successives de cette lésion du tissu scléreux, de sa cause immédiate et du mécanisme de son action sur les différents organes ou systèmes, il nous suffit de constater que, dans la plupart des organes, et notamment dans la trame organique des os et dans le névrilemme, il se gonfle, s'amollit, et puis, plus tard, s'infiltre de globules graisseux et finit par se transformer à peu près complétement en tissu adipeux.

Dans les os, ce ramolissement hypertrophique et cette infiltration graisseuse du tissu connectif entraînent une raréfaction de l'élément calcaire. Dans les périodes avancées de la maladie, on voit les sels calcaires, ainsi refoulés par l'envahissement graisseux, se décomposer, se dissoudre et, à défaut d'évacuation par les émonctoires normaux, on les voit souvent se déposer dans différentes régions du corps, soit sous forme de concrétions tophacées (tophus articulaires et autres), soit sous forme de concrétions calculeuses (1).

En attendant, les os deviennent de plus en plus friables. C'est principalement le tissu spongieux, au voisinage des extrémités articulaires, qui se trouve être le plus raréfié. Les articulations des goutteux se déforment, non point par suite d'usure ou d'écrasement des surfaces articulaires, mais par suite d'affaissement du tissu spongieux épiphysaire. Aux mains, par exemple, ce ne sont point les têtes articulaires qui se déforment d'abord, ce sont les phalanges elles-mêmes qui s'infléchissent, s'affaissent et se tordent aux points correspondants à la jonction des épiphyses avec les diaphyses. Ainsi, les articulations ne sont que peu déformées ou ne le sont que d'une manière indirecte. Les diaphyses elles-mêmes conser-

(1) Chez un individu, entre autres, nous avons trouvé des concrétions partout : tophus articulaires et sous-cutanés ; calculs urinaires, bilieux, salivaires et même un calcul pancréatique. Les voies urinaires, depuis les calices des reins jusqu'à l'urèthre étaient littéralement farcies de pierres, de sable et de graviers.

vent leur forme et leur volume ; une inflexion plus ou moins difforme, au niveau de chaque extrémité épiphysaire, donne aux métacarpiens et aux phalanges l'apparence d'un cal vicieux à leurs extrémités. C'est de là que les mains et les pieds des goutteux prennent cette forme bizarre qui les a fait comparer à des *bottes de panais.* Les têtes articulaires, les synoviales et les cartilages diarthrodiaux ne participent que plus tard à l'altération du tissu spongieux épiphysaire.

Dans les autres tissus de l'économie, l'altération et l'infiltration graisseuse du tissu scléreux produisent également des effets très-sensibles.

La peau s'amincit, devient tendue et luisante ; le cuir, plus ou moins épais qui la constituait jadis, n'est plus qu'une mince lame fibro-celluleuse noyée dans une masse de graisse.

Les muscles deviennent de plus en plus inertes (paralysie goutteuse) ; ils présentent, suivant le degré et la durée de l'affection, tous les degrés de la transformation graisseuse arrivant parfois jusqu'à la disparition totale de toute trace de fibres charnues.

Les tendons, les ligaments et les aponévroses sont amincis, faciles à rompre et nagent dans la graisse.

Les synoviales présentent une altération analogue. Par suite des frottements auxquels ces membranes sont assujéties, il s'y développe à la longue des adhérences et d'autres produits de l'inflammation dans les cas de goutte ancienne.

Les cartilages diarthrodiaux, également, ne s'altèrent qu'à la longue.

Le névrilemme, avons-nous dit, participe à toute la série d'altérations signalées dans le tissu scléreux, et cette participation, surtout dans les ramifications terminales des nerfs, ne nous paraît pas étrangère aux douleurs si épouvantables de la goutte.

Il n'est pas jusqu'aux viscères thoraciques et abdominaux qui n'offrent souvent des traces manifestes de cette hypertrophie et transformation graisseuse de leur trame cellulaire et de leurs enveloppes fibreuses. Cette altération se remarque notamment dans les reins, dans le foie et au cœur. Il n'est pas rare de voir la graisse envahir les organes et s'y rattacher aux accidents si variés qui s'observent dans la goutte remontée. Mais nous n'avons spécialement à nous occuper ici que des altérations du tissu osseux.

Marche et symptômes. Ici, comme dans les précédentes espèces de ramollissement, la marche de l'altération osseuse affecte des périodes distinctes. Une première période (période de congestions successives), correspond à l'époque où les attaques de goutte sont séparées par des intervalles de retour à un état de santé apparente, sans qu'il reste aucune trace de déformation ni même difficulté de mouvement dans les articulations atteintes. La répétition de cet état congestif du périoste finit par altérer profondément la contexture de ce tissu, et surtout sa fonctionnalité spéciale, à savoir : la sécrétion du principe calcaire.

Dans les premiers temps de la maladie, le tissu connectif des os, vivement congestionné au moment des attaques, revient, après la cessation des accidents, à son état normal, conservant, sauf peut-être un peu d'hypertrophie, tous les attributs du tissu fibreux ; mais par la répétition des mêmes accidents, il change peu à peu d'aspect et de nature. Il devient moins dense et plus épais ; ses mailles s'infiltrent de globules graisseux. Ces derniers augmentent dans une proportion considérable et remplacent le principe calcaire, qu'ils semblent refouler et faire disparaître au fur et à mesure de leur développement.

L'os ainsi dépouillé de ses parties résistantes, finit par s'affaisser, se tordre ou se plier. C'est par cet ensemble de phénomènes que se caractérise ce que nous appelons la *seconde période* (*période de déformation*). La déformation articulaire devient alors permanente et subsiste, par conséquent après la cessation des accès. Ceux-ci ne sont plus, d'ailleurs, que des *exacerbations*, attendu que les intervalles qui les séparent, s'accompagnent toujours d'un certain degré d'endolorissement et de gêne dans les mouvements.

La goutte n'offre point de *période de consolidation* bien marquée, et cela se conçoit quand on songe qu'arrivée à ce degré, elle est absolument incurable. La seule chose, en effet, qu'il soit alors permis d'attendre de nos traitements, c'est de maintenir l'affection dans un état stationnaire, sans paroxysmes nouveaux; cet état s'observe assez fréquemment chez les vieillards, qui n'ont plus, habituellement, des accès aigus, et chez lesquels la douleur s'émousse au point de se réduire à un simple engourdissement avec raideur articulaire.

Le tissu osseux n'offre rien de caractéristique dans cette troisième période. Il n'est pas sensiblement moins poreux ni moins friable que dans la période précédente. La seule différence appréciable est dans la constitution de la matière grasse, qui est plus ferme, plus foncée, qui, en d'autres termes, se rapproche davantage de la graisse normale (1).

Les difformités goutteuses consistent en nodosités, en inflexions brusques, anguleuses, avec écrasement vers les extrémités des os longs, comme si les têtes articulaires ren-

(1) Il y a une différence réelle, signalée pour la première fois par notre collègue M. de Langenhagen, entre la *graisse normale*, développée dans les conditions physiologiques, et celle qui se forme sous certaines influences pathologiques, telles que l'immobilité permanente comme dans quelques difformités anciennes) et surtout la matière grasse qui se produit chez les goutteux. Celle-ci offre jusqu'à un certain point, le caractère de la graisse du fœtus : elle est mal élaborée ébauchée, pour ainsi dire, blanche, mollasse, très facile à émulsionner. On dirait même qu'elle se présente dans un état de semi-émulsion; en un mot elle est, à l'égard de la graisse normale (chez l'adulte), ce qu'est, par exemple, l'huile de ricin à l'égard des huiles épurées. Cette différence dans la constitution chimique des graisses *physiologique* et *pathologique*, nous semble assez bien rendre compte des différences des résultats obtenus chez les obèses par la méthode évacuante, aidée du *fucus vesiculosus*. La graisse que nous appelons pathologique fond d'habitude avec facilité, tandis que la graisse mieux constituée résiste à ces moyens.

traient dans les diaphyses; ou bien en saillies comme exostotiques, telles qu'on les observe, par exemple, dans les cals vicieux des fractures en bec de flûte. Elles s'accompagnent d'un raccourcissement assez prononcé de l'os, le plus souvent sans changement notable dans la direction générale du membre, ou de la portion de membre affectée. Elles arrivent au plus haut degré dans les articulations métatarso- et métacarpo-phalangiennes; elles sont encore assez prononcées dans celles des premières avec les deuxièmes phalanges, ainsi que dans les chevilles et dans les poignets ; puis elles diminuent d'intensité à mesure que l'on se rapproche du centre. — La tête, la colonne vertébrale, le thorax, ni le bassin, ne sont point, que nous sachions, déformés par cette affection.

Les difformités, par ostéomalacie arthritique, n'offrent point la symétrie que nous avons notée pour l'ostéomalacie essentielle; elles s'accompagnent d'un certain degré d'immobilité des articulations malades, et les mouvements, même passifs, imprimés à ces articulations, sont toujours plus ou moins douloureux. Par intervalles, tous les accidents prennent une intensité considérable et revêtent les caractères d'une inflammation aiguë; mais sans tendance à la suppuration. Les antécédents des malades et la forme si caractéristique des difformités ne permettent pas le moindre doute sur la nature de la maladie, et nous ne croyons pas devoir insister plus longuement sur sa caractéristique.

Le *traitement* de l'ostéomalacie arthritique est celui de la diathèse goutteuse. Ses résultats sont généralement peu brillants, par la raison que les os ne se ramollissent qu'à une époque où la maladie, profondément enracinée, est matériellement incurable. Il ne saurait donc être que palliatif. Les moyens hygiéniques, et en première ligne, un régime sévère, l'abstention de tous les excitants, sont indispensables.

Comme agents thérapeutiques, nous avons d'abord de certaines eaux minérales arsénifères, comme celles du Mont-Dore, de Vittel, de Carlsbad. Dans quelques circonstances, qui restent encore à déterminer, les eaux de Vichy rendent d'incontestables services; mais le plus souvent elles sont nuisibles.

L'hydrothérapie offre souvent des ressources qu'il convient de ne pas négliger. Il en est de même des bains arsénicaux artificiels (six à dix grammes d'arséniate de soude par bain), qui calment généralement les douleurs goutteuses. On a vu quelquefois aussi, l'arsenic donné à l'intérieur (solution de Fowler) concourir avec les bains arsenicaux à dissiper les douleurs; mais alors il faut qu'il y ait peu d'éréthisme nerveux chez les malades. Le soufre lui-même, employé soit à l'intérieur, soit à l'extérieur, paraît avoir quelquefois produit de bons résultats.

Nous ne parlons pas ici du nombre incalculable de substances vantées et employées contre les accès goutteux, tous agents palliatifs, et dont la durée d'action ne dépasse point celle de l'accès; nous ne rappelons que ceux dont les effets sont plus durables. Que l'on n'oublie jamais que la goutte est une maladie complexe, dépendant de la viciation de quelque fonction sécrétoire; que les moyens thérapeutiques doivent avoir pour objet principal de remédier à cette viciation fonctionelle, et que ceux d'une certaine énergie dépassent habituellement le but qu'on se propose. Parmi ces agents, nous citerons principalement les nombreux spécifiques ayant pour base le colchique d'automne. Toutes ces panacées ont un résultat inévitable, c'est de détruire à la longue les forces digestives, et les meilleurs moyens sont encore ceux qui peuvent s'appliquer sans entraver aucune des fonctions, c'est-à-dire les moyens hygiéniques. La première des conditions, est une extrême sobriété en toutes choses; vient ensuite un exercice modéré, mais suffisant, du système musculaire, pour combattre l'obésité si fréquente chez les goutteux, et qui aggrave les accidents, parce qu'elle est un obstacle aux mouvements. Nous avons retiré de bons résultats chez certains goutteux, en combattant cette obésité par les préparations de *fucus vesiculosus*, parce que la diminution de l'embonpoint leur a permis des courses qu'ils ne pouvaient faire auparavant.

La goutte est donc également une affection nettement définie, ayant des causes, une marche, des symptômes et des caractères anatomo-physiologiques parfaitement distincts, que l'on ne peut confondre avec aucune autre maladie, sauf, peut-être, l'ostéomalacie essentielle. Cette dernière présente, en effet, une certaine analogie de formes extérieures avec la goutte, ce qui nous engage à retracer, en peu de mots, les caractères essentiels, spécifiques des deux affections.

L'ostéomalacie essentielle se distingue de la goutte :

1° *Par ses débuts*, qui s'annoncent toujours par des douleurs dans la région pelvienne, tandis que la goutte se montre habituellement d'abord aux articulations les plus éloignées du centre, et notamment aux métatarses.

2° La marche de l'ostéomalacie essentielle est *continue* et n'offre tout au plus que de simples rémissions, sans intervalles de retour à la santé, tandis que la goutte, du moins dans sa première période, se montre par *attaques* séparées par des intervalles de retour à l'état normal.

La marche de l'ostéomalacie essentielle est régulièrement progressive; elle commence par le bassin, qui semble être son quartier général; de là elle peut envahir successivement et en général de proche en proche les autres points du squelette. Une fois fixée sur un point, elle ne le quitte que lorsqu'elle y a épuisé son action; quand elle a abandonné une région, elle n'y revient plus, et cette région se déforme.

L'ostéomalacie essentielle procède avec symétrie, c'est-à-dire que l'atteinte d'un point quelconque est toujours accompagnée ou immédiatement suivie de l'atteinte du point similaire du côté opposé.

Rien de tout cela dans la goutte, *laquelle procède par bonds irréguliers*, de haut en bas, de droite à gauche ou *vice versa*; les points d'abord atteints, peuvent reprendre, du jour au lendemain leur configuration, et même leur fonctionnalité normale; mais aussi les parties précédemment atteintes, sont très sujettes à redevenir le siége de nouveaux accidents.

3° Les déformations ne sont pas les mêmes : Dans l'ostéomalacie, le bassin *offre toujours la forme en bouteille ou en cœur de carte* désignée sous le nom de *bassin ostéomalacique.* La mâchoire inférieure, présente ordinairement une double tuméfaction et souvent une courbure anormale au niveau des angles de cet os.

Ces deux déformations n'existent point chez les goutteux.

4° Les courbures des os longs, chez les ostéomalaciques, peuvent occuper tous les points de la diaphyse; chez les goutteux elles n'existent qu'au niveau de l'insertion des épiphyses, sur les diaphyses.

§ VI. OSTÉOMALACIE SCROPHULO-TUBERCULEUSE.

Bien que les affections scrophuleuses et tuberculeuses diffèrent sous plusieurs rapports essentiels, nous les réunissons dans un même chapitre, parce que, comme difformités, elles présentent à peu près les mêmes caractères, et que, comme maladies, on les rencontre presque constamment réunies chez le même individu.

L'affection *scrophuleuse* est une maladie générale, des liquides et des solides, qui envahit tous les organes et tous les tissus, mais qui nous semble néanmoins se résumer en un état sub-inflammatoire spécifique des vaisseaux blancs et des autres tissus et éléments constitutifs de l'appareil lymphatique. Cette sub-inflammation a pour effet l'épaississement hypertrophique des différentes parties de ce système, et le dépôt, dans les points les plus spécialement affectés, de certaines, exsudations albuminoïdes, lesquelles, envahissant de proche en proche tous les tissus d'une même région, les transforment en une masse blanche, homogène (dégénérescence blanche, tumeur blanche) qui est la plus haute expression, de l'affection scrophuleuse.

L'affection *tuberculeuse* diffère essentiellement de la précédente, en ce qu'elle est déterminée par des êtres organisés, animaux ou végétaux, ayant la propriété de vivre d'une vie indépendante, de se développer et de se reproduire au sein de nos tissus. Le tubercule, proprement dit, consiste en un dépôt de matière, soit simplement organique, soit parasitaire, matière déjà amenée à l'état de destruction athéromateuse par l'effet des réactions de l'organisme.

Les êtres (animaux ou végétaux) qui provoquent la sécrétion de la matière tuberculeuse se propagent au dehors par le moyen de germes ou de spores, appartenant au domaine des infiniment petits. Ces germes sont répandus à profusion dans la nature. Tout organisme est soumis à leur influence; mais heureusement ils ne trouvent pas souvent le terrain qui leur convient. En vertu de la loi d'antagonisme qui régit tous les êtres vivants et qui concède à chacun la faculté de maintenir son individualité contre les empiètements des agents physiques et des organismes étrangers, il se fait que, dans la grande majorité des cas, ces agents de contamination (germes des tubercules) sont éliminés. Ainsi tel organisme, plein de vitalité, résistera là où va succomber tel autre, moins vigoureusement trempé. Telle condition hygiénique fera échouer la contamination, et telle autre la favorisera. De même que les parasites végétaux (champignons, etc.) s'implantent sur les arbres maladifs et respectent les troncs vigoureux, de même les tubercules s'attaqueront de préférence aux organismes prédisposés, ou à telle ou telle portion d'un organisme accidentellement affaibli.

Toute maladie, toute circonstance quelconque ayant pour effet d'entraver, ou simplement d'amoindrir la force de résistance organique à l'empiètement des germes de la tuberculisation devient, par conséquent, une cause indirecte de tubercules. Or, de toutes ces causes, l'affection scrofuleuse est celle qui prédispose le plus fréquemment à l'infection tuberculeuse. Scrofules et tubercules se rencontrent si uvent réunis, que beaucoup d'auteurs les considèrent en quelque façon comme inséparables, voire même comme accidents, périodes ou degré, différent, d'une seule et même affection. Mais à part l'existence, souvent signalée, de scrophules sans tubercules, et, réciproquement, de tubercules sans scrophules, il y a, ainsi que nous l'avons dit, une différence radicale entre les causes essentielles des deux affections, aussi bien qu'entre leurs caractères anatomiques, et qui ne permet plus de les confondre.

Etiologie.—Les causes des scrophules sont, les unes prédisposantes, les autres efficientes. Les premières se tirent de la constitution, du tempérament des sujets, des maladies de leurs ascendants et d'autres conditioas héréditaires. Les causes efficientes résident principalement dans certaines mauvaises conditions hygiéniques, dans les qualités vicieuses de l'air, de l'habitation et du régime alimentaire. A ce sujet, nous croyons devoir rappeler des expériences comparatives, faites il y a 25 ans, par M. J. Guérin, sur les conditions génératrices des scrofules et du rachitisme. Deux séries de chiens nouveau-nés, choisis, parfaitement conditionnés, de même race (pointers anglais), furent soumis, les uns à une alimentation plus que suffisante, composée de viandes hachées, sucs de viande, etc., et, d'ailleurs, exposés à très-bon air. Mais comme cette nourriture, excellente en soi, n'était nullement appropriée aux forces digestives de chiens nouveau-nés, ils furent pris, tous sans exception, des symptômes du rachitisme (gros ventre, gonflement articulaire, etc.). Chez deux d'entre eux, les os se ramollirent et se déformèrent au point qu'on éleva ces animaux comme curiosité jusqu'à l'âge adulte. Leurs squelettes, offrant les caractères du rachitisme le plus prononcé, existent encore au musée de Clamart. Les autres chiens de cette série furent, au bout d'un certain temps, soustraits à ce régime et nourris de lait coupé. Ils revinrent peu à peu à l'état normal, et leurs difformités s'effacèrent par les progrès de la croissance.

La seconde série de chiens nouveau-nés fut placée dans une cave humide et sombre, où l'air ne se renouvelait pas et nourrie d'aliments grossiers et peu nutritifs (pommes de terre, haricots, etc.). La réunion de ces conditions agit avec tant d'énergie, qu'au bout de quinze jours à trois semaines la plupart de ces animaux présentaient tous les caractères de l'affection scrophuleuse (ulcérations cutanées ou muqueuses, engorgements glandulaires, conjonctivités et même kératites ulcéreuses, gros ventre, etc.). Quelques-uns succombèrent ; les autres, retirés de la cave et placés dans une pièce sèche, bien aérée et exposée au soleil, et nourris d'aliments reconfortants, ne tardèrent point à se remettre.

Nous n'insisterons pas davantage sur l'étiologie de l'affection scrophuleuse. Disons seulement que, chez les sujets préparés par les conditions héréditaires que nous avons indiquées, il suffit des causes (occasionnelles) les plus légères et les plus diverses (froid, chaud, contusions, fatigue, etc.) pour réaliser les désordres les plus formidables.

Quand l'ostéomalacie scrophuleuse ou tuberculeuse envahit le tissu osseux, elle débute par une ou par plusieurs articulations, circonstance qui la différencie des ostéomalacies rachitique et essentielle, où les articulations sont intactes. C'est cette particularité qui l'a fait désigner, par M. Guérin, sous le nom d'*arthralgie*, dénomination que nous conserverons provisoirement, tout en faisant nos réserves sur sa signification littérale.

Les arthralgies scrofulo-tuberculeuses se rencontrent habituellement chez de jeunes sujets (de 6 à 15 ans). Elles débutent rarement au-dessous de 5 ans et au delà de la puberté, quoiqu'on en puisse observer jusque vers l'âge de 30 ans. Dans ce dernier cas, elles sont rarement primitives. Vu leur marche essentiellement chronique, elles ont habituellement donné signe d'existence pendant ou même avant la puberté, ont été réprimées à l'aide de traitements appropriés, sont restées des années à l'état latent et ont fini par faire explosion sous l'influence de quelque cause occasionnelle.

D'habitude ces arthropathies présentent quatre périodes bien tranchées, à savoir :

1° Période d'incubation, dans laquelle la maladie n'a ni siége fixe ni permanence ;

2° Période d'invasion, caractérisée par la fixité du siége et par les accidents inflammatoires locaux ;

3° Période de ramollissement et de suppuration ;

4° Période de réparation (ankylose, etc.).

Première période ou période d'incubation. Outre les caractères généraux de la constitution scrophuleuse ou tuberculeuse que présentent un grand nombre de ces malades, on remarque ordinairement, avant l'explosion de la maladie, une grande irritabilité nerveuse. Les malades ont mauvaise mine et un peu de fièvre chaque soir. Ils perdent l'appétit et maigrissent. Tout d'un coup ils sont pris, souvent au milieu de la nuit, d'une vive douleur dans une articulation quelconque ; cette douleur s'accompagne de contracture des muscles environnants. Elle persiste un ou deux jours, plus ou moins longtemps, et puis tout rentre dans l'état normal. Un ou plusieurs mois, et même une année entière, peuvent se passer ainsi sans nouveaux accidents, lorsque, le plus souvent sans cause appréciable, les mêmes symptômes se reproduisent, soit dans la même articulation, soit dans une autre. Chez un malade, nous avons vu le même fait se reproduire trois années consécutives, vers le mois de septembre, dans la région lombaire, avec contracture du psoas, ce qui nous en imposait pour une psoïtis intermittente, vu l'absence de toute trace de lésion articulaire ; mais la quatrième année, le malade s'étant donné une légère entorse, au pied du côté opposé, il s'y développa, malgré les soins les mieux entendus, une tumeur blanche péri-articulaire, et, depuis lors, plus rien dans le psoas. Dans un grand nombre d'autres cas, nous avons vu l'affection frapper successivement à plusieurs portes avant d'élire son siége définitif, et, le plus souvent, ce dernier a été déterminé par quelque violence extérieure.

Ces phénomènes précurseurs n'ont pas toujours lieu ; il arrive fréquemment que l'invasion suive d'emblée la première manifestation du mal et que celui-ci se fixe dans le point primitivement atteint. Ceci s'observe principalement dans le cas où une articulation est violentée dans le moment même où l'affection est sur le point d'éclater (1). L'affection tuberculeuse, qui ne demandait qu'une occasion pour se manifester, vient compliquer les accidents inflammatoires, en retarde indéfiniment la résolution, et finit par se montrer avec tous ses caractères.

Deuxième période ou période d'incubation et d'inflammation. — Une fois l'arthralgie fixée dans une articulation ou autour d'une articulation, celle-ci, outre la douleur locale et la contracture musculaire qui la maintient forcément dans une position donnée, devient le siége d'une inflammation plus ou moins vive, avec chaleur et gonflement. Ce dernier symptôme est bien plus prononcé lorsque l'affection est peri-articulaire que lorsqu'elle est intra-articulaire, et cela se conçoit à cause du défaut d'expansibilité de la capsule fibreuse. La douleur est, au contraire, plus vive et le gonflement moindre quand la maladie débute par la capsule synoviale. La douleur est d'ailleurs très-variable, selon les articulations, et aussi selon la marche plus ou moins aiguë de la maladie. Quand celle-ci se fixe dans un point de la région dorsale ou lombaire de la colonne vertébrale et qu'elle débute lentement, la douleur est en général peu intense et souvent inappréciable, à moins que le foyer ne comprime ou

(1) Il est bien entendu que nous comptons parmi les arthralgies tuberculeuses toutes celles qui seront compliquées de l'affection tuberculeuse, bien que celles-ci aient succédé soit à une contusion, soit à l'impression du froid ou de l'humidité, etc. Ce qui constitue les différences ou les analogies, ce ne sont point les causes accidentelles d'une affection quelconque, mais c'est sa nature intime. Cette nature qui fait qu'elle est *elle* et non autre chose. Bien que se rattachant à une origine traumatique, une arthralgie compliquée de tubercules, sera toujours une arthralgie tuberculeuse.

irrite d'une autre façon quelque filet nerveux. Il en est de même de beaucoup d'arthralgies péri-articulaires développées lentement. En général, la douleur est étrangère, en quelque sorte, à l'affection tuberculeuse ; elle ne se montre qu'en cas de compression des nerfs et surtout d'étranglement par accumulation de liquide, soit dans les articulations, soit sous les aponévroses.

Dans le cas de compression ou d'irritation d'un nerf par le foyer arthralgique, la douleur se fait très-souvent sentir, non dans le point même où la compression a lieu, mais dans ceux où le nerf comprimé se distribue. Ce fait est presque constant dans la coxalgie, où la douleur principale se fait sentir au niveau du genou. Dans beaucoup de cas, ces douleurs, éloignées du foyer de la maladie, sont, pendant des mois, le seul symptôme apparent et peuvent dérouter le praticien. Nous observons en ce moment un sujet qui a été traité pendant dix-huit mois, à Amiens, Rouen et ailleurs, par les hommes les plus éminents de ces villes, tantôt pour une sciatique, tantôt pour un lumbago. Une légère inégalité dans la superposition des vertèbres lombaires nous a permis de remonter à la source de ces cruelles souffrances et de leur opposer un traitement approprié qui eut le plus heureux et le plus complet résultat.

D'autres fois les douleurs des arthralgies vertébrales correspondent aux parois latérales de la poitrine. Mais en général la douleur est peu intense dans le foyer de l'arthralgie, et elle ne le devient que du moment où les produits inflammatoires ou tuberculeux dépassent les limites de ce foyer ou irritent des organes qui, tout en le traversant, lui restent étrangers en quelque façon.

Ce peu de sensibilité locale dans des affections aussi profondes que les arthralgies scrophulo-tuberculeuses paraît avoir sa raison dans un fait général signalé, il y a vingt-cinq ans, par M. Guérin, et qu'il a désigné sous le nom de paralysie organique. Il entend par là une perturbation plus ou moins grande ou même l'anéantissement momentané des fonctions des nerfs organiques dans la partie frappée d'arthralgie. Cette torpeur, qui réagit à son tour sur la sensibilité nerveuse de la vie animale, a été révélée à M. Guérin par l'insensibilité de la peau à l'action de certains médicaments. Ainsi des frictions avec la pommade stibiée, continuées quelque fois pendant quinze jours, même trois semaines, ne produisaient aucune éruption au niveau du foyer de la maladie, tandis que tout autour, même dans des points où aucune pommade n'était appliquée, la peau se couvrait de pustules, et sitôt que l'éruption se montrait dans la partie jusque là réfractaire, on voyait la maladie s'amender. Ce fait (la paralysie organique) est d'ailleurs d'une importance bien plus générale. On la retrouve, non-seulement dans d'autres genres d'arthralgie (rhumatismales, arthritiques, etc.) mais dans toutes les manifestations pathologiques de leurs causes essentielles. Ce n'est point ici le lieu de s'occuper des nombreuses applications dont il est susceptible. Il nous suffira de constater la constante efficacité, dans cette période de l'affection, des moyens propres à réveiller l'action nerveuse.

La paralysie organique n'est pas une paralysie dans le sens rigoureux du mot; il n'y a pas abolition de l'action organique, puisque la circulation sanguine et lymphatique, et même la nutrition et la caloricité, subsistent jusqu'à un certain point dans le foyer de l'arthralgie; mais il y a amoindrissement et perturbation des fonctions nutritives, et cette perturbation se révèle par ses produits, et notamment par la dégénérescence blanche et tuberculeuse.

La contracture musculaire est un fait constant, ou du moins tellement fréquent dans cette période des arthralgies, que nous ne connaissons pas un cas où elle ne se soit présentée. Elle ne dépend point d'une lésion des centres nerveux; elle se borne aux seuls muscles compris dans le foyer de l'arthralgie et paraît résulter de l'action directe du molimen arthralgique, soit sur les fibres musculaires, soit sur les ramifications nerveuses qui s'y distribuent. Ces contractures, qui se transforment, à la longue, en rétraction, sont la principale et souvent l'unique cause efficiente des difformités arthralgiques (1). Dans le principe elles sont souvent douloureuses ; mais au bout de quelques jours, la douleur, qui est plutôt une sensation de fatigue, finit par se calmer. Il y a des cas (heureusement rares) où ces contractures sont intermittentes, revenant par soubresauts à tout instant, et alors, pour peu que l'articulation soit le siége d'une maladie grave, ces secousses répétées, involontaires, occasionnent d'effroyables douleurs (2).

Après une durée variable (de quelques jours à plusieurs mois), les phénomènes se modifient, et la maladie entre dans une phase nouvelle, la période de ramollissement ; mais souvent il arrive aussi, en cas d'affection peu intense, qu'elle s'arrête momentanément sans passer de suite à la troisième période. Après avoir été pendant quelque temps le siége d'une douleur sourde, avec empâtement et dureté des tissus ambiants, l'articulation semble rentrer dans l'état normal sous l'influence du repos et de quelques moyens anodins. La maladie ne laisse d'autre trace qu'un peu de difficulté dans les mouvements, occasionnée par la raideur des tissus ou la contracture de quelques muscles. A la colonne vertébrale, où ce fait s'observe très-souvent, il y a toujours un peu de difformité accusée seulement par une légère irrégularité dans la superposition des apophyses épineuses. En examinant les muscles de l'épine, l'on constate la contracture d'un ou de plusieurs faisceaux voisins du point malade. Ce fait, si léger en apparence, est de la plus haute gravité, car il té-

---

(1) Dans cette période des arthralgies la contracture musculaire est révélée par l'attitude forcée que les muscles affectés impriment à l'articulation.

(2) Nous les avons constatées, une fois dans une arthralgie du cou et une autre fois dans un cas de tumeur blanche du genou. Dans ce dernier cas, la contracture a cédé, comme par enchantement à de faibles doses de noix vomique.

moigne de l'existence d'une maladie tuberculeuse qui reparaîtra à la moindre occasion.

Nous avons vu pourtant des affections tuberculeuses des vertèbres rester ainsi latentes pendant huit, dix années, et puis reparaître avec une intensité formidable et enlever les malades en peu de semaines.

Troisième période ou période de ramollissement. Petit à petit il se dépose dans les tissus envahis par l'arthralgie des produits de sécrétion altérés, et surtout des germes tuberculeux. Ces tissus s'engorgent à la longue, deviennent très-durs au toucher, s'enflamment et puis se ramollissent de proche en proche, en commençant par le centre. Le tissu cellulaire, et notamment les vaisseaux lymphatiques, sont le siége de cet engorgement, qui se transmet, par voie de continuité, à des distances quelquefois considérables, comme dans la maladie de Pott. L'énorme quantité de pus fourni par les arthralgies scrophuleuses se forme non-seulement dans le foyer primitif, mais encore dans toute l'étendue de l'engorgement. Ce n'est point, par exemple, la carie d'un ou deux corps vertébraux qui remplirait du jour au lendemain, de vastes abcès par congestion. Bien avant de percevoir la fluctuation dans l'aine, on peut constater un engorgement d'une remarquable dureté dans la fosse iliaque ou, plus haut, sur les côtés des corps vertébraux. Cet engorgement, qui n'est qu'une extension du foyer arthralgique, est comme bourré de matière tuberculeuse concrète qui, en sa qualité de matière tuberculeuse, parcourt ses périodes sur place, en vient à se ramollir du centre à la circonférence. Ce ramollissement semble même souvent se propager de bas en haut, et souvent l'abcès s'ouvre à l'aine avant que le ramollissement ait gagné la partie du foyer voisine des vertèbres malades. C'est, à notre avis, une véritable irradiation de la maladie et non la simple fusée du pus qui fait que les abcès par congestion s'étendent à une aussi grande distance du siège de la carie osseuse. Il serait fort douteux que du pus fourni par la région dorsale inférieure de la colonne ne trouvât ...ue que par la région inguinale. D'ailleurs il n'est pas rare de voir des abcès de la même région, non accompagnés d'engorgement tuberculeux dans la fosse iliaque, s'ouvrir directement par le dos au niveau même des vertèbres malades ; d'autres se vident même par les bronches au moyen d'adhérences entre le foyer et les poumons, ainsi que nous en avons vu quelques cas.

Une fois le pus formé, il arrive ordinairement, quand l'abcès est livré à lui-même, que le foyer purulent augmente de dimension à mesure que l'engorgement se fond, qu'il devient de plus en plus superficiel, soulève la peau en pointe, l'enflamme, la perfore et se vide. Alors, si les accidents consécutifs à cette ouverture spontanée n'enlèvent pas le malade, le foyer se rétrécit, l'ouverture elle-même se rétrécit, devient fistuleuse et souvent s'oblitère. Dans ce cas, le liquide que le foyer continue de fournir détermine un nouvel abcès, et souvent alors une nouvelle ouverture se forme, qui reste fistuleuse à son tour.

Il arrive habituellement encore, dans le cas où l'évacuation de ces abcès a eu lieu sans accidents mortels, que le foyer arthralgique, vide et dégonflé pendant quelque temps, s'engorge et s'enflamme de nouveau ; qu'un second et un troisième abcès se forment et se vident encore. Ces mêmes accidents peuvent se renouveler ainsi jusqu'à quatre et cinq fois consécutives jusqu'à l'entier épuisement de la maladie ou du malade.

Tous les tissus compris dans le foyer d'une arthralgie scrofulo-tuberculeuse éprouvent des modifications durant la troisième période de la maladie, et dans ces changements il convient de distinguer trois degrés, à savoir : 1° l'inflammation ; 2° la dégénérescence blanche ; 3° la destruction par tubercules.

L'inflammation préexiste et semble être le point de départ de la dégénérescence blanche, voire même de la tuberculisation. Ce n'est pas l'inflammation simple, comme de juste : elle contient en germe les deux autres degrés, dont il est toutefois possible d'arrêter le développement, si on la combat dès l'origine par des moyens appropriés.

L'inflammation affecte plus spécialement le tissu cellulaire des parties atteintes par l'arthralgie ; elle le gonfle, le ramollit et souvent le détruit par suppuration. Les portions détruites se remplacent par du tissu inodulaire, qui se rétracte en se consolidant, qui établit des adhérences anormales entre les muscles et les autres parties destinées, dans l'état normal, à se mouvoir les unes sur les autres. Ce retrait du tissu inodulaire est la cause principale des rétractions, quelquefois excessives, des muscles dans les difformités arthralgiques (1), ainsi que de la raideur des articulations (2).

La dégénérescence blanche consiste en un ramollissement particulier des différents tissus (musculaire, fibreux, osseux) qui entourent ou composent l'articulation malade. Ces tissus sont convertis en une masse presque homogène, d'un blanc grisâtre. Le nom de *transformation lymphatique* conviendrait mieux, peut être, que celui de dégénérescence blanche, à cette forme d'altération : en effet, le système lymphatique y existe en proportion très-considérable, et semble même avoir pris la place des autres tissus (musculaire, osseux, etc.,) dont on a souvent peine à reconnaître les traces, ou à distinguer les caractères. Dans la dégénérescence blanche, les tissus sont infiltrés d'une grande quantité de lymphe. La proportion des solides aux liquides subit une diminution notable dans les tumeurs blanches ; aussi quand la guérison

---

(1) La rétraction arthralgique des muscles n'est pas la même que la rétraction sous l'influence d'une lésion nerveuse : dans celle-ci, le *raccourcissement organique* est le produit lent et graduel de l'arrêt de développement qui succède à la *contracture* due à une maladie nerveuse. Dans la difformité arthralgique, le muscle se raccornit en quelque sorte passivement, sous l'influence de la condensation de son atmosphère celluleuse.

(2) Il s'agit, bien entendu, de la rigidité indépendante de l'ankylose vraie.

arrive, les régions affectées paraissent toujours atrophiées : par suite de la résorption du liquide et de la rétractilité du tissu inodulaire, tous les tissus restants se condensent et se raccornissent en raison directe de l'intensité de l'affection.

La *tuberculisation* est un procédé pathologique complexe, variable selon la nature des êtres qui produisent les tubercules. Dans les os on en peut distinguer deux espèces, dont l'une, *tubercules en grappe, ou enkystés* est déterminée par une acéphalocyste à forme spéciale ; l'autre, *tubercules par infiltration*, se présente sous forme de filaments hyalins, très ténus, de consistance presque gélatineuse, qui s'enchevêtrent dans les tissus normaux de l'organisme, à la manière du mycélium des champignons.

La première espèce, (tubercules enkystés), participe aux caractères de l'animalité. Ce sont des vésicules (*acéphalocyste exogène*) dont notre frère a le premier, publié une description détaillée au point de vue de la tuberculisation. (Voir son mémoire sur les acéphalocystes; Strasbourg, 1832, et *Gaz. Méd.* de Paris 1833). Ces vésicules, qui se développent à la surface d'une vésicule mère, donnent naissance à leur tour à d'autres vésicules, et ainsi de suite. Ces acéphalocystes se développent dans l'épaisseur des différents tissus, osseux ou autres, sans se mêler directement avec ces tissus ; ils semblent les refouler au fur et à mesure de leur propre développement, se comportant à leur égard à la façon des anévrysmes ou des cancers enkystés. Le tissu osseux ainsi refoulé, est à la fois *tassé* et *résorbé*. Ce n'est donc pas à un ramollissement du tissu osseux que donne lieu la forme de tubercules en question.

Ce genre de tubercule parcourt ses différentes phases dans l'ordre suivant :

1° Le *germe*, déposé dans un point quelconque de l'organisme (supposons une portion spongieuse du squelette), s'y présente d'abord sous forme d'un petit noyau à apparence inflammatoire, au centre duquel on distingue une vésicule blanche, du volume d'un grain de millet ou de chenevis, plus ou moins, entourée d'un lacis vasculaire très-riche, mais sans continuité avec la vésicule acéphalocyste.

2° Cette vésicule, par les progrès de son développement, refoule le lacis vasculaire, qui se condense et forme un kyste membraneux.

3° Ce kyste sécrète, par sa surface interne, une matière jaunâtre, calcaire, (tuberculeuse), destinée, ainsi que l'a établi notre frère, (*loc. cit.*) à former une barrière *inorganique* entre l'acéphalocyste et les parties vivantes de l'organisme dans lesquelles elle s'est implantée. Cette matière sécrétée devient de plus en plus abondante, se concrète, refoule l'acéphalocyste vers le centre du kyste isolateur, la flétrit et l'anéantit à la longue.

Lorsque l'acéphalocyste *mère* n'a pas laissé de progéniture, ou si celle-ci se trouve anéantie par la force de réaction de l'organisme envahi, la maladie se termine par la formation d'un noyau calcaire, plus ou moins dense, quelquefois pierreux, qui continue de séjourner dans les tissus, sans autre préjudice pour l'organisme.

4° Mais souvent il arrive qu'une acéphalocyste très-vivace s'implante sur un organisme dépourvu de réaction suffisante ; dans ces cas il part, de la surface extérieure de la vésicule mère, des vésicules nouvelles, jouissant à leur tour de la faculté de se développer et d'en reproduire d'autres, et ainsi de suite, de façon qu'une grande étendue de l'organisme peut se trouver envahie de proche en proche.

5° L'acéphalocyste-mère occupe assez ordinairement le centre de la grappe : arrivée au terme de sa carrière, elle meurt et se décompose, c'est-à-dire se *ramollit ;* les vésicules secondaires se ramollissent à leur tour et, de cette façon, se forment les abcès tuberculeux de l'espèce la moins maligne, dont la marche est la plus lente, et qui ne se compliquent pas, ordinairement, de tuberculisation pulmonaire.

6° Les os envahis par les tubercules d'acéphalocystes ne sont pas précisément ramollis : leur tissu refoulé semble disparaître devant le parasite à mesure que celui-ci se développe. Il se creuse, soit dans l'épaisseur de l'os, soit à sa surface, des loges ou vacuoles, tapissées par la membrane du kyste isolateur. Les portions osseuses immédiatement en rapport avec ces kystes ne présentent d'autre altération qu'une légère condensation de tissu. Les cavités creusées par les tubercules d'acéphalocystes n'offrent d'habitude nulle trace de carie ni de nécrose. C'est comme si le tissu osseux eût été enlevé par un emporte-pièce. On rencontre assez fréquemment des colonnes vertébrales dont la surface est creusée de petites excavations qui offrent une grande analogie avec les vacuoles d'un gâteau de miel.

7° Ce genre de tubercule affectionne principalement la colonne vertébrale, et là il présente une gravité variable selon son siége et selon son étendue. Quand il occupe un point de la région lombaire ou de la région dorsale inférieure, et qu'il est limité à la partie antérieure d'un ou de plusieurs corps vertébraux, il se guérit d'habitude, souvent même sans laisser de difformité à sa suite ; mais lorsqu'il pénètre dans un trou de conjugaison ou dans le canal vertébral, il détermine les accidents afférents à la compression des nerfs ou de la moelle. Dans les régions supérieures de la colonne, il est naturellement beaucoup plus grave, puisque, vu le petit volume des corps vertébraux, il atteint presque inévitablement la moelle épinière, et occasionne des accidents d'autant plus graves que les fonctions dévolues à la moelle cervicale sont plus importantes.

Nous en avons vu qui pénétraient à travers les méninges jusque dans l'épaisseur même de la moelle et amenaient la mort en peu de temps.

Les paralysies, suite de simple compression des nerfs par un foyer tuberculeux, cessent, comme de juste, par le seul effet de la cessation de cette cause, soit par évacuation des abcès, soit par résolution de l'inflammation.

Les *tubercules par infiltration* tiennent de la nature végétale des mucédinées ; ils offrent plus de gravité que ceux de la précédente espèce, puisqu'ils sont habituellement sinon constamment accompagnés de tuberculisation pulmonaire, et parce qu'ils donnent lieu nécessairement à des caries, à des nécroses, et, par conséquent, à des abcès intarissables.

Les filaments hyalins dont ils se composent ne sont point enkystés, mais se faufilent à travers les tissus, dont ils s'assimilent peu à peu la substance, en se substituant à leurs lieu et place. Dans le tissu osseux, ils suivent les ramifications de la trame organique et l'absorbent.

Sans être enkysté, chaque *filament* tuberculeux provoque, de la part de l'organisme affecté, une exsudation athéromateuse ou caséeuse (tuberculeuse) également destinée à établir une barrière inorganique entre le parasite et les tissus organiques. La réunion de ces filaments et des exsudations dont chacun est entouré forme des masses tuberculeuses quelquefois considérables, irrégulières, mal délimitées, dans le milieu desquelles subsistent les débris ramifiés des tissus normaux, qui sont nécessairement condamnés à périr, et qui donnent lieu, nécessairement aussi, à des caries, lorsque c'est dans les os que siége ce genre de tubercule.

L'on conçoit que par suite de cette évolution du tubercule l'os, miné successivement dans son intérieur, devienne friable et finisse par se déformer, s'affaisser, ce qui donne lieu à des difformités précédées et accompagnées d'inflammation et de suppuration.

Sans être exclusivement articulaires, les difformités scrophulo-tuberculeuses n'en existent pas moins au voisinage des articulations. Elles sont précédées d'une période d'engorgement inflammatoire, et souvent de suppuration plus ou moins étendue des surfaces articulaires. Comme elles résultent d'une destruction locale du tissu osseux, elles affectent naturellement les formes abruptes et anguleuses des fractures.

Quatrième période ou *période de réparation*. — Sitôt que

le tubercule a épuisé son action, et qu'il se trouve, ou éliminé par la suppuration, ou simplement cerné dans son kyste, le travail réparateur commence : les parois de la caverne s'épaississent, se condensent et finissent par se resserrer au point qu'il ne reste plus qu'un noyau fibro-celluleux, ou, dans quelques cas, un noyau calcaire. La masse inodulaire qui compose ces cicatrices de cavernes participe à la nature spécifiqne des tissus au milieu desquels elle se produit, et constitue, en quelque façon, la matrice dans laquelle se régénèrent ces tissus.

Ce n'est pas seulement le tissu osseux que nous avons vu se régénérer de cette façon (chose depuis longtemps connue), mais encore d'autres tissus, tels que le musculaire, le ligamenteux, le nerveux, etc... Par suite du fonctionnement spécial de chaque organe, le tissu cicatriciel y acquiert, non-seulement les propriétés anatomiques des tissus au milieu desquels il se développe, mais encore et surtout leurs attributs physiologiques (1).

---

(1) Quoique encore à l'état embryonnaire à la date des observations que nous pûmes faire, il y a vingt-cinq ans, sous la direction de M. Jules Guérin, la question de la régénération des tissus nous paraît néanmoins plus avancée dans le passage ci-dessus, qui résume les idées de notre ancien maître, qu'elle ne l'est, aujourd'hui même, dans l'esprit de la plupart des observateurs : en effet, l'on ne parle généralement que du périoste qui reproduit les os, comme dernièrement encore la gaîne tendineuse reproduisait le tendon, et c'est à peine d'hier qu'on admet le névrilemme à l'honneur de reconstituer les cordons nerveux divisés...., tandis que, dès 1840, nous avions observé le mode de reproduction des nouveaux tissus de l'économie. Ajoutons que nos conclusions d'alors ne s'arrêtaient point aux surfaces, ou, en d'autres termes, aux gaînes ou enveloppes généralement invoquées. L'on ne tient pas assez compte de l'influence du fonctionnement d'un organe sur la conformation de ses parties, sur la disposition anatomique, l'agencement et même la composition moléculaire

Mais le fait important, dans le cas qui nous occupe, c'est la régénération du tissu osseux. L'on sait que c'est au moyen de matière osseuse de nouvelle formation que se consolident une foule de difformités arthralgiques.

Sans entrer dans les minutieux détails de ce procédé pathologique, nous dirons que c'est par l'ossification du surtout ligamenteux antérieur que se consolident les déviations par carie tuberculeuse des corps vertébraux ; que les luxations scrophulo-tuberculeuses ne peuvent se consolider que de deux façons : ou par l'ankylose vraie, ou par l'établissement d'une cavité articulaire nouvelle, résultant de l'ossification d'un bourrelet périostal, qui procède, lui, de la surface os-

---

de ses éléments organiques : voyez une plaie intéressant à la fois les téguments des muscles, des vaisseaux, des nerfs, des os ; primitivement une même masse inodulaire, identique dans tous les points de son étendue, servira de moyen d'union commun à toutes ces parties ; mais si vous examinez la cicatrice au bout de quelques années, vous la trouverez transformée, ici en fibres musculaires, ailleurs en tube nerveux, en tissu osseux, etc. Or, qu'est-ce qui aurait opéré la métamorphose de ces différentes portions d'une même masse inodulaire si ce n'est le fonctionnement spécial de chacun de ces points ? N'est-il pas évident que c'est grâce au passage incessant de courants bio-électriques (nerveux) que la portion de cicatrice unissant les bouts divisés d'un nerf, s'est elle-même creusée de tubes nerveux ? N'est-ce pas aussi le jeu de la contraction qui engendre à la longue des fibres rouges, contractiles, dans les cicatrices musculaires, etc., etc. ?

Voulez-vous la contre-épreuve ? Supprimez le fonctionnement d'un organe et vous verrez son tissu revenir par degrés aux éléments primordiaux de son état rudimentaire : un muscle paralysé se transforme à la longue, soit en tissu fibro-celluleux (alors que ce muscle reste encore soumis à des tiraillements ou déplacements passifs), soit en tissu cellulo-adipeux (lorsqu'il est condamné à une immobilité absolue). — La même remarque peut s'appliquer, dans une certaine mesure, à tous les autres organes ou tissus.

seuse sur laquelle repose la tête articulaire luxée. C'est au pourtour du point sur lequel porte l'os déplacé que le périoste s'épaissit et forme ainsi ce bourrelet, qui s'incruste de particules osseuses, contracte d'intimes adhérences avec la capsule fibreuse et finit par constituer une cavité articulaire solide, à parois ossifiées dans une étendue plus ou moins grande ; mais le plus ordinairement c'est l'ankylose vraie qui termine les arthralgies arrivées à la quatrième période.

L'ostéomalacie scrophulo-tuberculeuse suit une marche essentiellement chronique. Des mois et des années peuvent se passer sans amener de notables changements. Nous avons vu des excurvations de l'épine et autres arthralgies, d'origine tuberculeuse, chez des individus de 30 et même de 40 ans, qui, scrophuleux dans leur enfance, avaient passé une série de 20 à 25 ans sans autres symptômes que les stigmates généraux de la diathèse strumeuse, et chez lesquels une cause occasionnelle de médiocre importance avait suffi pour reproduire l'arthalgie avec une intensité formidable et enlever les malades en peu de temps.

Sa terminaison est souvent funeste : le plus ordinairement les malades succombent aux progrès de l'affection tuberculeuse, et surtout à son extension aux poumons.

Un assez grand nombre de malades succombent à l'infection purulente, due à la pénétration et au séjour de l'air dans les abcès, ou bien encore à l'épuisement consécutif à l'interminable suppuration.

Le *Traitement* de l'ostéomalacie scrophulo-tuberculeuse est assez compliqué : il comprend un ensemble de moyens généraux, propres à combattre l'affection générale et une série de moyens spéciaux, dirigés contre les lésions locales.

Les moyens généraux, hygiéniques pharmaceutiques, doivent tous converger vers un même but, à savoir : nourrir, tonifier et stimuler l'organisme... et en ce point l'affection scrophulo-tuberculeuse diffère de la plupart de celles que nous venons de passer en revue, en ce que celles-ci réclament généralement, surtout dans leurs périodes initiales, des moyens tout opposés.

On sait que, parmi les causes déterminantes de l'affection scrophulo-tuberculeuse, les premières en importance sont certaines mauvaises conditions hygiéniques, telles que le défaut d'air, d'espace; de lumière, d'exercice en plein air, et surtout une nourriture insuffisante et grossière. — Il faut de toute nécessité que ces conditions soient changées, attendu que la reconstitution des fonctions nutritives est la condition *sine qua non* du rétablissement.

C'est aussi à ce point de vue, et à titre de reconstituant des fonctions nutritives, que l'on donnera avec avantage l'huile de foie de morue. — Les toniques amers, les ferrugineux associés à l'opium, et les purgatifs salins, à petite dose, répétés fréquemment, sont également employés avec avantage dans le cours des trois premières périodes de cette affection. — Les iodurés ne réussissent que dans les cas de complication syphilitique, soit héréditaire, soit acquise.

Les moyens spéciaux ou locaux s'adressent, les uns à l'*affection* en tant que maladie localisée, les autres, à certaines *complications* des arthralgies telles que contractures musculaires, abcès, etc.; d'autres enfin aux *difformités*.

Parmi les premiers, nous plaçons en tête la chaleur et l'immobilité dans une attitude convenable de l'articulation; puis viennent les différents révulsifs (moxas, cautérisation ponctuée, cautères, onctions stibiées huile de croton, abduction, vésicatoire, emplâtre de Thapsia).

La chaleur et l'immobilité localisées sont préconisées à juste titre comme moyen par excellence contre une foule de cas d'arthralgies, et notamment celles de la colonne vertébrale. Bien avant Bonnet, de Lyon, c'est-à-dire dès 1847-48, frappé des avantages de cette double condition, nous avons réalisé et appliqué sous différentes formes, (de corsets, de cravates, etc.), une série d'appareils amovo-inamovibles, dont la description fut par nous adressée à la Société de chirurgie, le 21 mars 1858, à l'occasion de la communication faite à cette époque par l'illustre et regretté chirurgien lyonnais. Les récentes discussions devant la même Société n'ont fait que confirmer la justesse de nos premières appréciations.

Quant aux révulsifs, dont on adaptera le degré d'énergie à l'intensité de l'affection et à l'impressionabilité des malades, ils ont pour but et généralement pour résultat, de réveiller la vitalité dans la région frappée d'arthralgie, d'y combattre la paralysie organique (1), cause ou occasion des désordres locaux.

Au début des arthralgies, les puissants révulsifs, tels que onctions stibiées, l'abduction, ou même l'emplâtre de Thapsia, suffisent assez généralement, avec le concours des moyens généraux, à faire cesser les accidents. Quand l'affection est plus ancienne, il convient de recourir au cautère actuel, surtout sous forme de *cautérisation ponctuée*, que l'on répétera de deux en deux jours pendant toute la durée des accidents. Ce mode d'application du feu est très-efficace et même peu douloureux. Nos appareils amovo-inamovibles permettent les pansements et manipulations sans gêne pour les malades et sans douleurs inutiles.

La contracture musculaire existe constamment dans les

---

(1) A l'une des dernières séances de la Soc. de chirurgie. (Voir *Gaz. des Hôpit.* 1865, page 179.) un honorable membre a cru devoir aborder la *paralysie organique* sous une forme qui nous ramène en plein 1836-40. Ce qui doit pourtant nous rassurer, c'est que l'infatigable contradicteur de M. Jules Guérin a fait successivement le même accueil à la *Rétraction musculaire*, à la *Méthode* sous-cutanée, et à tout une kyrielle d'autres enfants du même père, sans que ceux-ci en soient plus malades. D'ailleurs le grand livre de la nature reste ouvert : quiconque y saura lire trouvera sans peine que le fait de la paralysie organique est aussi palpable et tangible que ses aînés : or, comme il porte dans ses flancs les éléments d'importantes découvertes et d'applications nombreuses à la physiologie et à la pathologie, vous pouvez être certain de le voir un jour ou l'autre endossé *mutato nomine* à quelque grec ou américain et conquérir, ainsi transformé, son droit de cité dans la science.

arthralgies ; elle est généralement la principale cause efficiente des difformités arthralgiques, et il importe de les faire disparaître dès le début ; elle commence, avons-nous dit, par une simple contracture spasmodique des fibres charnues comprises dans le foyer de l'artralgie : au bout d'un temps plus ou moins long, cette *contracture* se change en *rétraction*, caractérisée par le *raccourcissement organique* du ou des muscles atteints. Dans le premier cas le muscle est susceptible de s'allonger sous l'influence de certaines manipulations, telles que l'extension brusque, l'extension saccadée, avec ou sans chloroformisation, etc. Dans tous les cas de *rétraction* un peu prononcée, il est toujours plus rationnel, avant de procéder au redressement de l'articulation, de faire la section sous-cutanée des muscles trop courts. — Dans un cas de contracture spasmodique intermittente, nous avons fait cesser immédiatement cet accident par l'administration de la noix vomique.

Souvent les arthralgies se compliquent d'abcès ; cette complication, toujours fâcheuse, tire un degré de gravité de plus des dangers inhérents à l'étendue des foyers et à la viciation du pus qui suit presque invariablement la ponction directe et souvent aussi l'ouverture spontanée de ces abcès. — Les révulsifs cutanés et intestinaux, concurremment employés, nous ont donné parfois d'excellents résultats, en déterminant la résolution spontanée d'assez vastes abcès ; mais ces cas sont exceptionnels, et d'habitude il faut se résigner à l'ouverture des foyers purulents. Dans ces cas les ponctions pratiquées suivant les principes de la méthode sous-cutanée, offrent le précieux avantage d'enlever tout danger à cette évacuation.

Il n'entre pas dans notre sujet de rappeler ni de discuter les moyens nombreux, mécaniques et chirurgicaux, en usage contre les difformités arthralgiques, moyens variables à l'infini, non-seulement selon les différences de siége de ces difformités, mais encore suivant les périodes et les degrés ; car, encore une fois, nous n'avons d'autre but que de faire ressortir les particularités qui caractérisent l'ostéomalacie scrophulo-tuberculeuse et qui la distinguent des autres espèces, au point de vue de la thérapeutique aussi bien qu'à celui de l'anatomie, etc.

Ainsi définie, l'ostéomalacie scrophulo-tuberculeuse est une affection parfaitement caractérisée et distincte des précédentes espèces, ayant des causes, des caractères anatomiques, une marche, des symptômes et un traitement à part, et qui ne laissent pas le moindre prétexte au doute sur sa nature, ni aucun motif d'obscurité de diagnostic.

§ VII. *Ostéomalacie cancéreuse.*

Le petit nombre de faits de ramollissement cancéreux de *tout* le squelette, soumis à notre observation, ne nous permet point de faire, de cette affection, une histoire aussi détaillée que de la précédente, avec laquelle d'ailleurs, elle n'a qu'un seul trait de ressemblance : c'est d'être également engendrée par des parasites.

La nature de ces êtres n'est pas encore bien déterminée ; mais il nous paraît évident qu'ici, comme dans l'affection tuberculeuse, il y en a d'espèces différentes, réalisant des formes également différentes de l'affection cancéreuse (dégénérescence épithéliale, mélanique, squirrheuse, encéphaloïde, etc.), et qui se reconnaissent aux caractères anatomiques, à la marche plus ou moins rapide de l'affection. — Il y a probablement aussi des *périodes* distinctes dans le cours de l'ostéomalacie cancéreuse ; toutefois ces différents points ne pourront être résolus que par l'observation ultérieure.

L'affection cancéreuse peut s'attaquer au squelette de deux façons différentes, à savoir : L'affection *primitive*, c'est-à-dire l'ostéo-sarcome ordinaire, squirrhe, encéphaloïde, etc., qui peut envahir indifféremment tout point quelconque du squelette, soit qu'il s'y propage par extension, aux os, d'un cancer des parties molles voisines, soit qu'il se développe primitivement un noyau cancéreux dans l'épaisseur même de l'os.

Dans ces deux cas, l'affection est en quelque sorte locale : Le squelette ne présente de ramollissement que dans le seul point occupé par le cancer, et dans ce point même ce n'est pas un ramollissement de l'os à proprement parler que l'on observe, c'est la destruction du tissu osseux, remplacé par la substance même du cancer.

Aussi n'est-ce point là ce que nous entendons par ostéomalacie cancéreuse : l'affection désignée par nous sous ce nom est un *ramollissement général du squelette*, survenant dans quelques cas rares de cancer invétéré (du sein, de l'estomac ou de tout autre point de l'organisme). Dans ces cas, le squelette offre, sous le rapport de la conformation générale, les caractères extérieurs de l'ostéomalacie essentielle, sans présenter ces tumeurs limitées, squirrheuses ou encéphaloïdes, qui, envahissant tous les tissus d'une même région (viscères, muscles, squelette, etc.), les convertissent en une masse homogène, dans laquelle on ne distingue plus les autres tissus de celui des os.

Ainsi, dans l'ostéomalacie cancéreuse, le squelette reste distinct des parties dites molles; seulement il a perdu sa consistance et présente différents degrés de ramollissement, depuis une légère différence d'avec l'état normal, une porosité ou friabilité plus ou moins marquée, jusqu'à l'entière carnification des os. Toutefois, ce ramollissement est plus prononcé, dans certains points du squelette que dans les autres : ces points sont susceptibles de s'infléchir brusquement, ou de se fracturer, comme dans l'ostéomalacie essentielle, tandis que dans les autres points les os conservent leurs formes et leurs dimensions, jusqu'au moment où, par les progrès naturels de l'affection, ils arrivent à la carnification complète.

Ici, ce n'est plus le bassin qui est le point de départ de l'affection comme dans l'ostéomalacie essentielle, ni les chevilles et les poignets, comme dans le rachitisme. Les difformités n'observent, non plus, aucune symétrie. En un mot, tout est irrégulier dans l'évolution de l'ostéomalacie cancéreuse.

Nous n'avons observé que deux cas de ramollissement général de cette origine : L'un, présentant l'affection à son début, n'a pu être reconnu qu'après la mort du sujet: l'autre, arrivé à sa période ultime et au plus haut degré, n'a pu, malheureusement, être examiné *post mortem.*

Notre première observation est celle d'un homme d'environ 50 ans, porté aux amphithéâtres de Clamart, en février ou mars 1837. Il présentait une déviation de la colonne vertébrale, à forme tellement caractéristique qu'à première vue, et avant l'ouverture du cadavre, M. J. Guérin a pu dire : « Ceci est une déviation cancéreuse : » En effet, l'autopsie nous a fait voir un vaste cancer du pylore.

Chez ce sujet toutes les pièces du squelette présentaient un certain, quoique léger degré de friabilité; mais dans quelques points, et notamment dans deux points de la colonne vertébrale, vers la troisième vertèbre dorsale et vers la deuxième lombaire, le ramollissement, beaucoup plus prononcé, a permis dans ces points de brusques inflexions, tandis que dans toutes les autres parties de son étendue, l'axe vertébral conservait sa direction normale. Dans aucun des points ramollis du squelette il n'y avait communication directe des foyers de ramollissement avec une tumeur cancéreuse des parties molles.

L'autre cas a été observé chez une dame anglaise d'environ soixante ans, d'une taille colossale et d'un embonpoint proportionné, chez laquelle un squirrhe non ulcéré, très dur, ratatiné du sein droit, datant de longues années, était la seule manifestation de la maladie sur les parties molles. Toutes les pièces du squelette offraient la consistance du fibro-cartilage. La persistance d'une taille de deux mètres et d'un embonpoint extraordinaire, malgré l'état cachectique de la malade et la flexibilité du squelette, établit, ce nous semble, une différence tranchée entre l'ostéomalacie cancéreuse et l'ostéomalacie essentielle, où l'un des principaux caractères est un raccourcissement considérable de la stature. — Chez cette malade, la peau était d'ailleurs aussi parcheminée, adhérente et inactive que dans les cas d'ostéomalacie essentielle.

Ces deux faits, si incomplétement observés il y a déjà tant d'années, ne nous permettent pas, sans doute, de bien caractériser l'ostéomalacie cancéreuse; mais tels qu'ils sont ils nous paraissent suffisants pour établir l'existence d'une espèce de ramollissement des os distinct à la fois, de l'ostéosarcôme et de toutes les ostéomalacies précédemment décrites.

Quant à une histoire plus détaillée de cette affection, sa marche, ses symptômes et les caractères anatomiques de ses périodes successives, nous ne pouvons qu'en appeler à l'observation ultérieure.

Pour ce qui concerne le pronostic et le traitement, ils sont ceux de la cachexie cancéreuse.

www.ingramcontent.com/pod-product-compliance
Ingram Content Group UK Ltd.
Pitfield, Milton Keynes, MK11 3LW, UK
UKHW020407230726
13925UKWH00003B/1288

9 782019 277734